健康 ◇ 家庭 ◇ 新生活

快速
缓解全身疲劳

眼部释压
按摩法

[日] 村木宏衣　著

李翘楚　译

人民邮电出版社
北 京

图书在版编目（CIP）数据

眼部释压按摩法：快速缓解全身疲劳 /（日）村木
宏衣著；李翘楚译. -- 北京：人民邮电出版社，2025.
ISBN 978-7-115-65248-5

Ⅰ．R454.4

中国国家版本馆 CIP 数据核字第 20247SZ257 号

内 容 提 要

本书为饱受眼部疲劳和眼周肌肤问题困扰的个体提供简单、高效的解决方案。全书共分为6 章。第 1 章介绍了通过按摩耳朵、手臂和颈部来缓解眼部疲劳的方法，第 2 章介绍了如何通过调整身体姿态使"眼部不易疲劳"，第 3 章介绍了放松眼周肌肉，消除眼部松垂、黑眼圈与干燥等问题的方法，第 4 章介绍了提高视力的眼球体操，第 5 章介绍了通过头部按摩来消除眼部疲劳与暗沉的方法，第 6 章介绍了良好的用眼习惯。有缓解眼部疲劳、提升眼部功能、提亮眼周肤色、淡化眼周皱纹等需求的个体均能从本书中受益。

◆　著　　　[日] 村木宏衣

　　译　　　李翘楚

　　责任编辑　王若璇

　　责任印制　彭志环

◆　人民邮电出版社出版发行　　北京市丰台区成寿寺路 11 号

　　邮编　100164　　电子邮件　315@ptpress.com.cn

　　网址　https://www.ptpress.com.cn

　　北京宝隆世纪印刷有限公司印刷

◆　开本：880×1230　1/32

　　印张：4　　　　　　　　2025 年 1 月第 1 版

　　字数：119 千字　　　　　2025 年 1 月北京第 1 次印刷

　　著作权合同登记号　图字：01-2024-3931 号

定价：42.00 元

读者服务热线：**(010)81055296** 印装质量热线：**(010)81055316**

反盗版热线：**(010)81055315**

广告经营许可证：京东市监广登字 **20170147** 号

写在前面 / 作者自序

首先我要感谢诸位读者购买并阅读了本书，非常感谢你们的支持。

在 4 年前，我有幸出版了村木流派的头部按摩相关图书，即《头部释压按摩法：快速提升面部轮廓》。这本书承蒙各位读者厚爱，销售量超过 16 万本——我思忖，这本书当时可以取得这样喜人的销售成果，想必也是因为书中的内容多多少少解决了大家与头部相关的各种问题，譬如头部压力感、僵硬与结节及面部的松垂等。每每想到这里，我总是喜不自胜。

这一次，在你手头的本书中，我们聚焦于"眼部的疲劳"。大家也都知道，我经营了一家美容美体沙龙。近年来，随着智能手机的普及，越来越多的沙龙客人与我们沟通时会强调自己的眼睛不舒服。

如果我们的双眼看上去疲惫无比，整个人的形象会非常受影响，因而解决眼部疲劳问题显得愈发重要。于是，为了帮助大家解决快节奏的生活中的这种困扰，我们研究出一套专门的按摩手法——村木式"眼部释压按摩法"。

更值得一提的是，我们所提倡的、针对眼部的按摩手法并不会让手直接触碰眼部，因为眼部的肌肤太过脆弱与敏感，而大多数读者朋友并不是专业的美容从业者，如果在按摩过程中手直接触及眼部肌肤而手法不当的话，很可能会加重眼部肌肤问题，起到反作用。因此，请你务必尝试一下我们的手法，它不仅起效快，还非常安全。

第 1 章

眼部疲劳，需从耳朵、手臂和颈部着手解决

第 2 章

有一种身体模式叫"眼部不易疲劳"，你也可以拥有

释放眼部压力的肩膀调整法

释放眼部压力的肩胛骨调整法

第 3 章

按摩眼周肌肉,消除眼部松垂、黑眼圈与干燥

＊本书介绍的按摩手法效果具有个体差异。
＊如在按摩过程中眼部有不适感，请即刻停止按摩。

居家办公政策环境下，
感觉*眼部疲劳*的人数激增

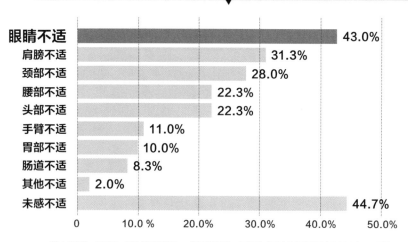

居家办公政策环境下，感觉眼部疲劳的人数激增

症状	百分比
眼睛不适	43.0%
肩膀不适	31.3%
颈部不适	28.0%
腰部不适	22.3%
头部不适	22.3%
手臂不适	11.0%
胃部不适	10.0%
肠道不适	8.3%
其他不适	2.0%
未感不适	44.7%

线上调研：居家办公政策环境下，"眼部疲劳·不适"相关实际调研（2020年5月）

近年来，认为自己眼部有不适感的人数激增。

这主要是因为我们的生活变得愈发数字化，户外活动的时间大大减少，人们从早到晚都离不开手机与计算机，甚至与家人的日常沟通也要通过电子设备来完成。

实际上，大家感受到的眼部疲劳可能并不仅仅是眼部器官本身的疲惫，还可能是生活方式导致的全身性问题体现在了眼部。

眼部疲劳，其实应该归咎于
全身不调

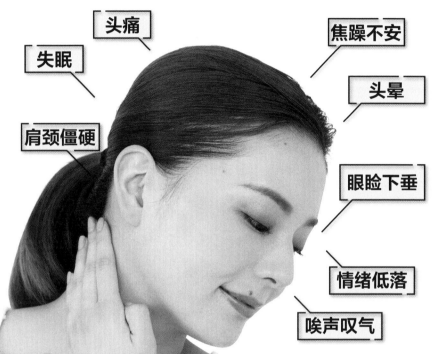

失眠

头痛

肩颈僵硬

焦躁不安

头晕

眼睑下垂

情绪低落

唉声叹气

我们沙龙有很多客人为眼部疲劳所困，且有这类困扰的客人呈现增多的趋势。实际上，眼部呈现疲态并不仅仅是眼睛或眼周有问题，而是身体处于长期疲惫、压力中的外在表现——可以说，这是身体在通过眼睛向你倾诉"我好累呀！"希望你能及时听到这个声音。

眼部疲劳不仅表现为视力下降，如看物品时觉得模糊等，也不仅表现为眼睛感到疼痛或具有干涩等症状，而是会发展为连带着头部、肩部、背部等的全身的不适，即不调症状，严重的时候甚至还可能导致焦虑、失眠等身心健康问题。

因此，眼部疲劳可能意味着我们有比较严重的健康问题，请各位千万不要忽视。

眼部疲劳
会加速面部视觉老化感

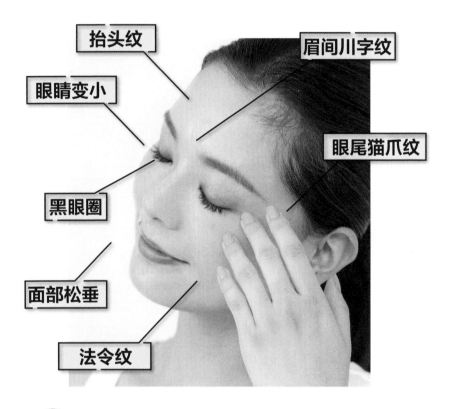

抬头纹

眉间川字纹

眼睛变小

眼尾猫爪纹

黑眼圈

面部松垂

法令纹

对于女性而言，眼部疲劳会令面部格外显老。

眼部疲劳会导致眼周肌肉产生结节，使眼周血液循环变差，进而诱发眼周老废物质增加，皱纹、松弛、黑眼圈等眼部问题也随之而来。此外，由于眼部疲劳，人的眉间与额头的肌肉会无意识地过度用力，这便是形成抬头纹、眉间川字纹的重要原因。如果头部变得僵硬，被拉扯的脸部肌肉就会变得紧绷或者松垂。

释放眼睛压力，
头、身、心均可得到放松

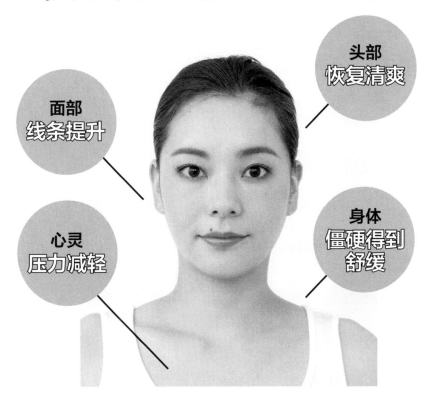

头部恢复清爽

面部线条提升

身体僵硬得到舒缓

心灵压力减轻

当下，眼部疲劳可以说是一个普遍性的问题了，而村木式"眼部释压按摩法"通过对全身的按摩，有效作用于眼部深层，从根本上改善眼部疲劳。运用这种手法按摩之后，身体僵硬的肌肉会逐渐恢复弹性，且骨骼的歪斜、面部的松垂都将随之改善，当然身心的压力与疲惫感也可得到舒缓，不仅令人周身恢复轻盈，连头脑运转也会活络起来。

运用眼部释压按摩法，只用轻巧的按摩便可令眼部常葆年轻状态。

＼现在！马上！／
用眼部释压按摩法
解决问题吧！

村木式"眼部释压按摩法"
不触碰眼睛，却可以
消解眼部深层疲劳

究竟怎样才能释放眼部的疲劳呢？

其实，想要舒缓眼部压力，从眼睛以外的部位着手反而更简单、快捷。我们可以从耳朵、手臂、颈部这三个重要部位入手。

在我们的耳周分布的血管和淋巴管实际上与眼部密切相关，所以舒缓耳朵内侧的压力，可以直接改善眼部深层的血液循环效果。

可能导致眼睛疲劳的另外两个重要部位是手臂及颈部。从肩部到面部，都与眼部肌肉密切关联，因此，一旦这两个部位的肌肉变得僵硬，眼部的血液循环也会变差。通过村木式"眼部释压按摩法"改善手臂及颈部的肌肉僵硬，眼部的紧张感也会大大得到舒缓。

村木式"眼部释压按摩法"并不需要触碰敏感、脆弱的眼球，就可以从根本上改善眼部疲劳。

村木式"眼部释压按摩法"
三大步骤

舒缓眼部疲劳、紧张，需要对上半身进行释压。实现眼部清爽感，只需要三步！

第一步

按摩耳道

首先对耳道进行释压按摩。这种手法可以触达耳朵附近的头部肌肉以及与大脑、眼周关联的血管与淋巴管，从而促进相关部位的血液循环，进而缓解眼部深层疲劳感。

第二步

调整肩臂关节不正状态

如今，人们长时间对着计算机工作或捧着手机，我们的骨骼或多或少都会呈现前倾的状态，具体表现为肩内扣、手臂不正。因此，我们可以通过重整肩臂骨骼位置，加速从肩部到头部、眼部的血液循环。

第三步

调整颈部僵硬

前倾的骨骼姿态也会给颈部造成负担，这是因为颈部有连通着头部的血管与淋巴管，如果颈部僵硬的话，自然会导致眼部的相应循环变差。村木式"眼部释压按摩法"会帮助我们细致地按摩颈部，改善此处的血液及淋巴循环。

村木式"眼部释压按摩法"
可以从根本上改善
眼部的血液循环

眼 部周围的肌肉与血管其实关联着我们的全身。因此,如果只针对眼部进行护理而忽视肩部、颈部及头部的问题,那么眼部所找回的舒适状态只能是暂时的,无法持续。

村木式"眼部释压按摩法"则针对全身的僵硬、不适进行调理,改善血液循环,从根本上改善眼部疲劳的问题。

在我们的客人里,甚至有人因长期接受该调理方式,视力从 0.8 提高到了 1.2。

很多人因为工作、生活和心理压力,会呈现出身体僵硬的状态。这些其实是因为肌肉的紧张导致骨骼代偿、发生变形,进而导致血液循环受阻,眼部自然也会感到疲劳,全身都不畅快。

而村木式"眼部释压按摩法"可以从根本上改善全身的状况,舒缓眼部疲劳;如果您能够长期坚持下去,整个人的抗疲劳能力也会随之加强。它能从根本上改善眼部疲劳的原理如下。

01

颈部以上的僵硬与眼部紧密相关，
首先要缓解
这部分的僵硬

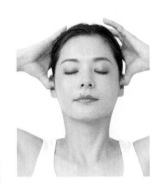

首先需要舒缓的是与头部、面部血管及淋巴管相关联的耳朵与颈部。村木式"眼部释压按摩法"能令肌肉恢复弹性，让血液循环通畅。

02

调整不良体态，
可以提高眼部
抗疲劳能力

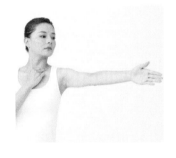

不良的肌肉使用习惯也会导致眼部疲劳。村木式"眼部释压按摩法"也会对有问题的肌肉、骨骼进行调整，进而增强眼部的抗疲劳能力。

03

从眼部深层进行护理，
重获灵动双眸

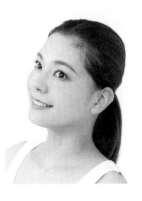

村木式"眼部释压按摩法"虽然不需要触碰眼球，功效却可以触达眼部深层。因此，即便是顽固型僵硬、疼痛也可以得到缓解，无论是眼睛还是心情，均会随之回归轻松。

村木式"眼部释压按摩法"
基本手法

这一手法不需要使用道具，徒手便可完成。即便是力量不大的人，只要记住基本手法，也可以轻松操作。

勾指

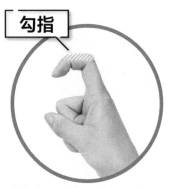

勾起食指，利用第一关节与第二关节中间的平面施压。用这个部位进行按摩，力量可以渗透到肌肉深层。

注意！

按摩过程中需注意呼吸
在进行按摩时，我们容易过度关注力度，导致其他的身体部位及肌肉紧张。请记住，按摩时我们应全身心放松，并配合深呼吸。

按摩时请关注体态
骨骼、肌肉有问题会导致血液循环变差。因此在按摩时，需要有意识地放松身体，同时要保证身体的对称，不要偏向一边。因此，我们推荐在按摩过程中，用镜子确认体态。

抓握

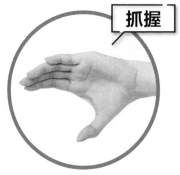

在按摩头部与颈部的时候，往往需要温柔而切实地抓握住一些部位，此时多会用到这样的手法——除拇指以外，四指并拢是最常用的手法，但有时也需要四个手指之间有间隔。

握拳

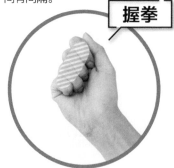

握住拳头，用四根手指的第一关节与第二关节中间的平面来按摩。该手法在按摩额头等面积比较大的部位时比较常用。

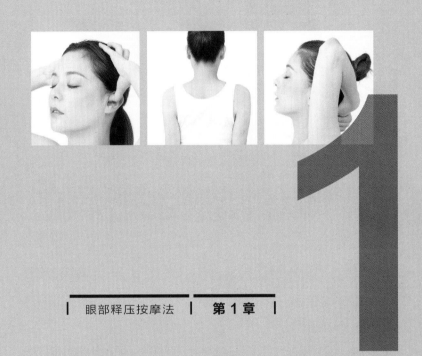

眼部释压按摩法 | 第 1 章

眼部疲劳，需从耳朵、
手臂和颈部着手解决

因为眼部皮肤
薄弱、细腻，
所以缓解眼部疲劳
首先要调理
眼部以外的相关部位

如今，很多人总是长时间盯着计算机、手机，眼睛长时间注视一个地方，眼周肌肉慢慢就会收缩、僵硬，而肌肉一旦失去弹性，血液循环势必会变差，从而导致眼部疲态产生。

可以说，现在的人们对电子设备的依赖越来越大，尤其是当我们观看一些紧张、刺激的画面时，交感神经系统活跃，容易使整个人处于压力状态，眼部的肌肉也总是紧绷着。来我们沙龙的客人中，自诉头部、肩膀、后背甚至全身不舒服、僵硬的客人越来越多。

尽管缓解眼周肌肉的僵硬也是非常重要的，但因为眼周肌肤薄弱且敏感，所以我们的手法会尽量避免触碰眼周的肌肤。

村木式"眼部释压按摩法"更重视对耳朵进行调理。这是因为耳朵周围的耳郭肌、颞肌与眼部周围的眼轮匝肌密切相关，当用眼过度或者受到压力

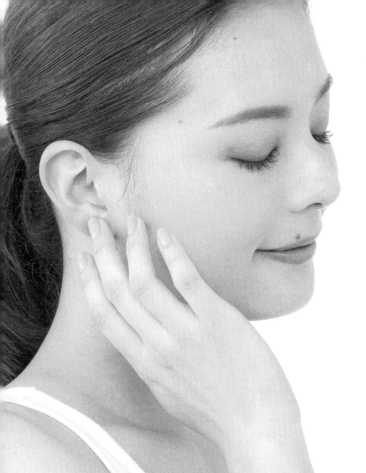

时，这一系列肌肉都会变得紧张和僵硬。针对耳朵周围肌肉的不适症状，村木式"眼部释压按摩法"会通过耳道按摩手法来进行缓解。

在我们的沙龙里，为了帮助客人消除眼部疲劳，我们首先会矫正手臂骨骼的对位，并按摩颈部。但为了可以将此方法推广至家家户户，我们也进行了一些手法升级，升级后的调理按摩手法很适合居家操作，希望大家务必尝试。

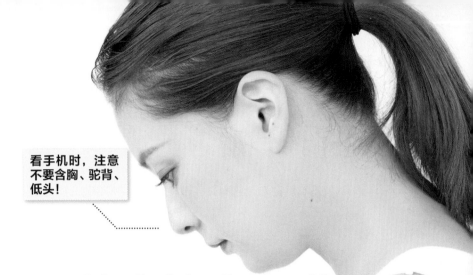

看手机时，注意不要含胸、驼背、低头！

首先按摩耳道，
只需 10 秒，就能舒缓
至眼部深处

现在，很多人只要一有空就要看手机。本来应该是休息时间，这么一来，反而让双眼更疲劳，更容易感觉眼皮发沉或是眼下出现色素沉着——其实诱发这类问题的原因之一便是眼周血液循环不畅。在村木式"眼部释压按摩法"中，改善眼部血液循环并不是从眼部本身入手，而是先按摩耳道。

耳朵周围的肌肉与眼部密切关联，而耳道中也密布着毛细血管，因此，按摩耳道可以改善耳朵周围的血液循环，让眼周肌肉的压力得到舒缓，眼部深处积累的疲劳亦会随之驱散。

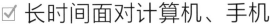

"眼部疲劳"与耳朵到底有什么关系呢？

☑ 长时间面对计算机、手机
☑ 长时间凝视一个定点　☑ 压力

长时间
咬紧牙齿

面部长时间朝下，颈部与肩部都随之僵硬

头部侧面会僵硬

头部僵硬，血液循环随之变差

耳朵周围变得僵硬

眼周肌肉僵硬，
相应部位血液循环变差

这些问题与眼部疲劳、色素沉着
（黑眼圈）、面部松垂密切关联

按摩耳道

重点

┌ 耳朵周围分布着动脉与毛细血管

通过按摩手法

刺激耳朵

面部与眼睛的血液循环会更顺畅

疲劳感
一扫而空 ┘

现在，我们可以将食指深入两侧的耳道里试试看，有没有发觉，其实我们左右两个耳道的大小和软硬程度其实有比较大的差异？这是因为我们长年的不良体态导致了身体的不对称，耳朵的血液循环与淋巴循环都会产生阻滞，相应地，左右两边的耳朵里也会逐渐呈现出差异。

在耳朵的旁边分布着向大脑输送血液的粗血管，而耳道的表面则密布毛细血管。因此，释放、舒缓耳道压力，可以作用到头部、面部及眼部，坚持下去，眼部的松垂自然也会得到相应的改善。

耳朵周边的肌肉与血管

耳朵周围的肌肉叫作耳郭肌，耳郭肌分为耳上肌、耳前肌与耳后肌。这些肌肉以头部筋膜为纽带，连接着眼部的肌肉。同时，在耳朵附近还分布着向头部与面部输送血液的重要血管，而耳道处则密布着毛细血管。此外，在耳朵周围还集中着淋巴结。这就是耳朵与眼部的关联。

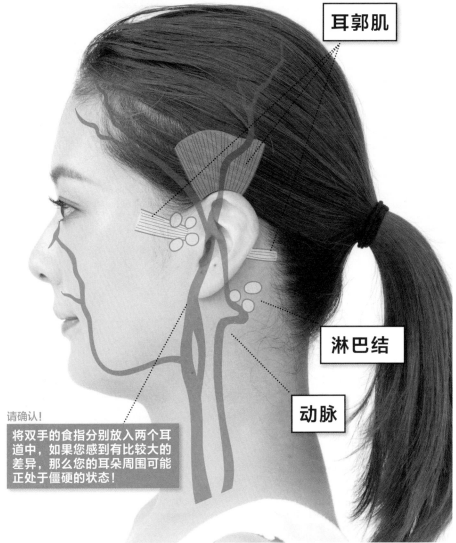

耳郭肌

淋巴结

动脉

请确认！

将双手的食指分别放入两个耳道中，如果您感到有比较大的差异，那么您的耳朵周围可能正处于僵硬的状态！

按摩耳道

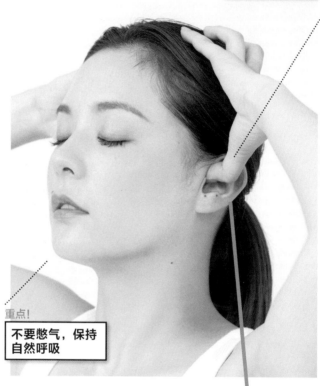

重点!
轻轻按压，力度约
为碾碎豆腐的程度

重点!
不要憋气，保持
自然呼吸

放大

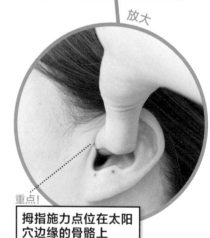

重点!
拇指施力点位在太阳
穴边缘的骨骼上

1 将拇指放入耳道中，仿佛要将耳道扩展开一般，向上按压耳道

将双手的拇指轻轻深入耳道中，
拇指指腹向上施力，其余四指轻
轻放在两侧头顶。拇指向上按压
施力，向上提耳道壁时，配合吐
气；拇指松开时，配合吸气。如
此轻柔按摩 10 秒。

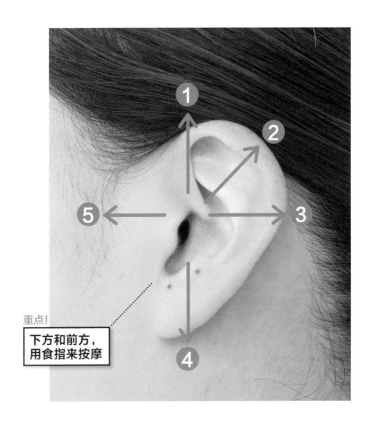

重点!

下方和前方，
用食指来按摩

2 全方位拉伸，释放耳道压力

以同样的方式，用拇指向斜后方（位置 2）、后方（位置 3）的顺序，对耳道进行按摩。而正下方位置（位置 4）与前方位置（位置 5）则用食指来施力按摩。每处按摩 10 秒。请避免过度用力，也不要让手指过于进入耳道深处。

每处按摩
10秒

调整肩臂关节
不正状态

重点

桌面办公者多数都存在肩臂关节不正问题

肩膀的僵硬，与眼部紧张也密切相关

久 坐于计算机前工作、埋头看手机，甚至是日常用餐时，我们都会不自觉地弓背，肩膀也随之呈现内扣状态。在现代人的生活中，容易导致前倾体态的场景特别多，而随着年龄的增长，身体骨骼也更容易呈现前倾的趋势。

一旦肩膀内扣，那么我们使用手臂时，肩臂就都处于错误的位置，那么肩胛骨附近的斜方肌便会长期处于向前拉扯的紧张状态中，这也会助长与之相连接的头部肌肉和眼部肌肉的疲劳。

因此，通过调整肩臂关节，我们同样可以改善眼部疲劳。

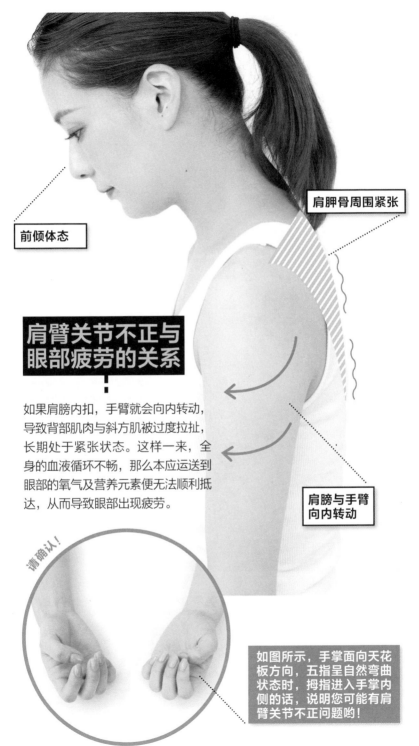

前倾体态

肩胛骨周围紧张

肩臂关节不正与眼部疲劳的关系

如果肩膀内扣，手臂就会向内转动，导致背部肌肉与斜方肌被过度拉扯，长期处于紧张状态。这样一来，全身的血液循环不畅，那么本应运送到眼部的氧气及营养元素便无法顺利抵达，从而导致眼部出现疲劳。

肩膀与手臂向内转动

请确认！

如图所示，手掌面向天花板方向，五指呈自然弯曲状态时，拇指进入手掌内侧的话，说明您可能有肩臂关节不正问题哟！

手臂转动复位

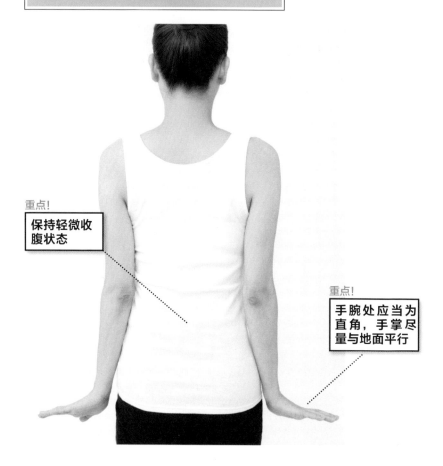

重点!
保持轻微收腹状态

重点!
手腕处应当为直角，手掌尽量与地面平行

1 双臂垂直向下，手掌向下，与手臂尽量呈直角，并与地板保持平行

将双脚打开，双脚之间的距离与肩部等宽，保持竖直站姿。双臂位于身体两侧，垂直向下拉伸，双掌打开向下，与手臂尽量呈九十度，并与地面保持平行状态。同时要注意避免弓背、塌腰。

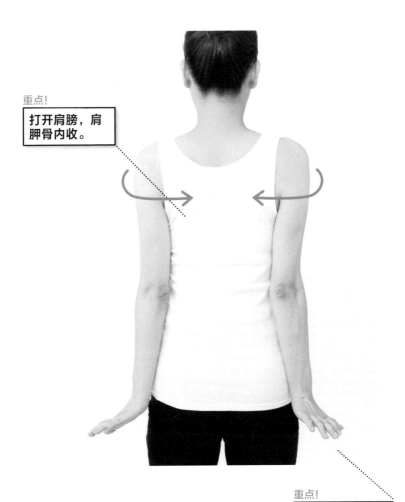

重点!

打开肩膀，肩
胛骨内收。

重点!

手腕处尽量保持
接近直角的角度

2 两臂紧紧贴住身体两侧，收紧肩胛骨

两臂位于身体两侧，腋下收紧，并
将肩部向外展开，两侧肩胛骨向内
侧聚拢；同时腰部保持中立位置，
不要转动，手腕尽量保持接近直角
状态。保持 10 秒。

保持**10**秒

调整颈部僵硬

现代人的生活方式容易导致骨骼前倾的问题

颈部肌肉的僵硬与结节导致流向头部与眼部的血液通行不顺畅

身体长时间保持在前倾姿势时，颈部的肌肉容易变得僵硬。颈部分布着向头部运输营养与氧气的血管和排出代谢废物的淋巴管，因而颈部僵硬会导致血液与淋巴的循环机能低下。这就是颈部的淤堵与僵硬会导致眼部疲劳的原因之一。

从颈部前侧、旁侧到锁骨，这一片是舌骨肌肉群，因此，在按摩的时候，不仅要按摩颈部后侧，前侧和旁侧也都要按摩到。

然而，颈部与眼部同样都是比较敏感的部位，因此在按摩时需要注意力度，避免强力按压，要轻柔、舒缓地施力。

颈部前侧的肌肉

为了支撑向前倾斜的颈部，会使肩胛舌骨肌会处于紧张状态，慢慢就变得僵硬了。这不仅会令眼部疲劳，也是下巴松垂的原因之一。

请确认！

下巴与面部线条松垂人士的肩胛舌骨肌会呈现僵硬状态！

胸骨舌骨肌

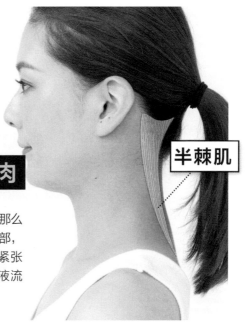

半棘肌

颈部后侧的肌肉

如果头部长时间面向下方，那么头部的重量就会拉拽着颈部，这种状态会使半棘肌处于紧张状态，导致流向头部的血液流通不顺畅。

调整颈部僵硬

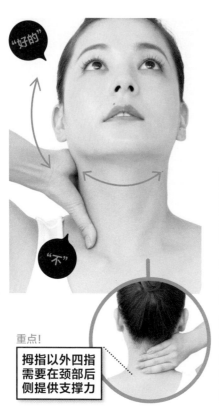

颈部前侧

1

从距离颈部中间约1厘米的部位，用拇指横向按压颈部

将拇指按在距离颈部中间约1厘米的凹陷位置，其余四指按压在颈部后侧，维持颈部稳定。抬起下巴，从肌肉感觉到拉伸的地方开始，轻轻地转动头部（上下转动，想象自己边说"好的"边点头；左右转动，想象自己边说"不"边摇头）。

重点！

拇指以外四指需要在颈部后侧提供支撑力

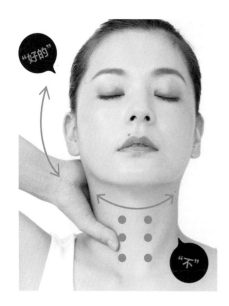

2

一点一点移动拇指的位置，按摩整个颈部前侧

将拇指向上移动，在同样的位置，轻轻转动头部，左右两侧均需进行。按摩时需注意避免过度用力。每个位置均按摩10秒。

如图所示的3组对称点位，每个位置均按摩

10秒

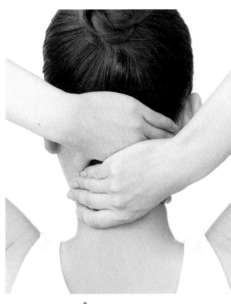

1

双手在颈部后侧，抓握住颈椎骨

用双手抓握住颈部后侧，颈部应该有被双手夹紧的感觉，换言之，应该有双手将颈部两侧肌肉向中间推压的感觉。如果此时您感觉到疼痛，说明您的颈部后侧处于僵硬状态。

重点!

抓握住这里

2

抓握住颈部，同时轻轻向上抬起下巴，并小幅度地转动头部

将下巴微微抬起，头部轻轻后仰，轻轻地、缓慢地将颈部上下、左右小幅度地转动，全程需注意放松，并保持自然的呼吸。每组位置均按摩 10 秒。

"好的"

"不"

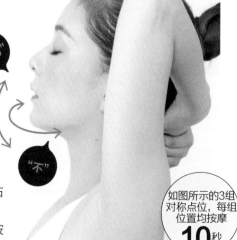

如图所示的3组对称点位，每组位置均按摩 **10** 秒

检验村木式"眼部释压按摩法"的时刻，
1 次按摩，双眼马上恢复神采

案例 01 | **感觉上眼睑沉重、难抬起的她，10 秒便恢复双目神采**

R 女士（50 岁，作家）

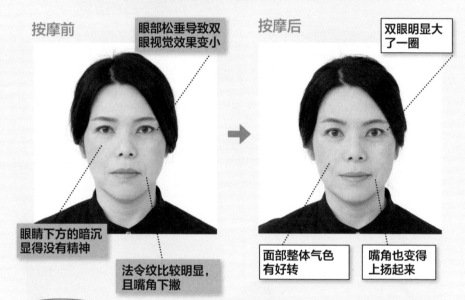

按摩前

眼部松垂导致双眼视觉效果变小

眼睛下方的暗沉显得没有精神

法令纹比较明显，且嘴角下撇

按摩后

双眼明显大了一圈

面部整体气色有好转

嘴角也变得上扬起来

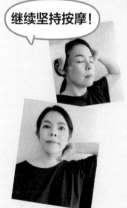

继续坚持按摩！

在多年前，R 女士有疑似干眼症的症状出现，并且近视也愈发严重，看文字都看不清，但是一经眼部释压按摩，R 女士看文字的轮廓马上清晰起来，她震惊于眼部释压按摩的神奇效力。而且仅仅是按照村木式的手法进行一次耳道拉伸按摩（详情见本书第 8、9 页介绍），面部就感觉暖暖的，能感受到血液循环的加速，整个人的气色明显变好。而经过眼部释压按摩后，面部的僵硬感瞬间减缓不少，面部表情都温和起来了。

我们针对日常需要长时间面对计算机、用眼过度的三位人士进行了"眼部释压按摩"的实践检验。仅仅按摩了一次，他们面部、眼部的变化肉眼可见。持续 2 周后，他们都表示，眼部的疲劳感得到了极大的缓解。效果具有个体差异。

案例 02 | 感觉眼前的世界都一下子变明亮了，视野也仿佛开阔起来

N 女士（49 岁，公司职员）

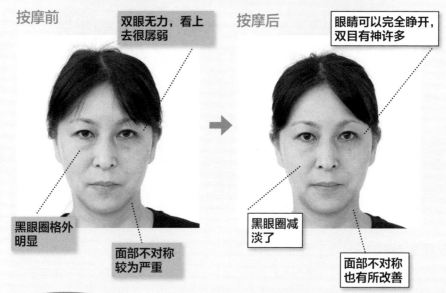

按摩前

双眼无力，看上去很孱弱

黑眼圈格外明显

面部不对称较为严重

按摩后

眼睛可以完全睁开，双目有神许多

黑眼圈减淡了

面部不对称也有所改善

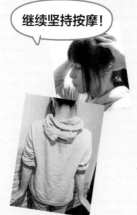

继续坚持按摩！

N 女士的眼部疲劳主要表现为每天的傍晚时分，眼睛都会感到疼痛，她表示有时甚至会痛到无法忍受。此外，眼睑松垂、眼睛没有神采也是她的困扰。体验过一次村木式"眼部释压按摩法"后，N 女士表示从肩膀开始向上都感觉暖暖的，头部后方与眼睛的痛感都大大得到舒缓。此外，上眼皮的沉重感与下眼睑的松垂都有减轻，好像眼睛突然一下能睁开了。N 女士万万没想到能达到这样的效果，十分开心。

案例 03

不仅眼睛感觉清爽，头部也变得很轻松，甚至连呼吸都更通畅了

Y 先生（34 岁，平面设计师）

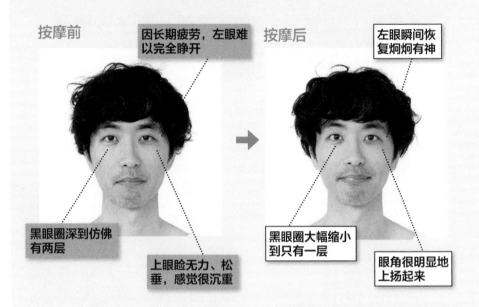

按摩前

> 因长期疲劳，左眼难以完全睁开

> 黑眼圈深到仿佛有两层

> 上眼睑无力、松垂，感觉很沉重

按摩后

> 左眼瞬间恢复炯炯有神

> 黑眼圈大幅缩小到只有一层

> 眼角很明显地上扬起来

继续坚持按摩！

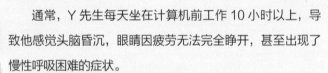

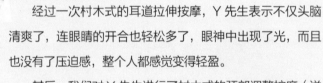

通常，Y 先生每天坐在计算机前工作 10 小时以上，导致他感觉头脑昏沉，眼睛因疲劳无法完全睁开，甚至出现了慢性呼吸困难的症状。

经过一次村木式的耳道拉伸按摩，Y 先生表示不仅头脑清爽了，连眼睛的开合也轻松多了，眼神中出现了光，而且也没有了压迫感，整个人都感觉变得轻盈。

其后，我们对 Y 先生进行了村木式的颈部调整按摩（详情见本书第 16、17 页介绍），Y 先生称他听到了肌肉与骨骼放松的声音，眼睛和头部后侧的沉闷感瞬间消失，甚至感觉困困的。

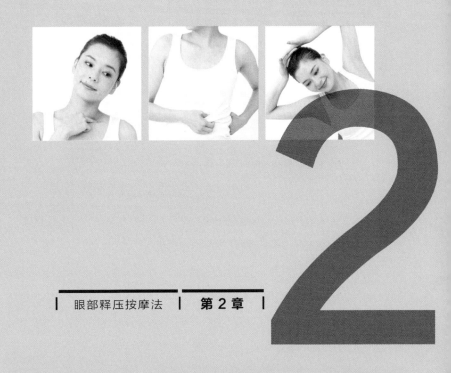

眼部释压按摩法 | 第 2 章

有一种身体模式叫"眼部不易疲劳",你也可以拥有

改善全身僵硬态，调整骨骼旋转与倾斜，就如同重整了身体的基础，

眼部疲劳与老态随之改善

人体本来的构造是后背呈现舒展状态时，人会感觉到放松、舒适。而人们在日常生活中，逐渐习惯了弯腰驼背的状态，从而形成了不良体态，此时，我们便会感觉这种弓着后背的状态才舒服。除了长时间刷手机、面对计算机时身体呈现的前倾状态属于不良体态，长时间将身体重心置于一只脚或是有撑下巴的习惯，都属于不良的体态习惯，均会导致身体骨骼不对称，过度使用的肌肉就会始终处于紧张状态，而不常使用的肌肉就会萎缩、无力。身体长期处于这种不平衡的状态，就会使我们感觉很疲劳。这种疲劳、全身不调首先就会表现在眼部。然而，习惯是非常可怕的，它令我们习以为常，根本意识不到问题所在。

比如，驼背人士眼部的疲劳感会尤为严重——因为肩胛骨呈现内扣状态，相关联的肋骨周围也会僵硬，导致呼吸困难，那么本应供给至头部、眼部的血液与营养自然会不足。对于美容和眼部健康而言，充足的氧气是十分重要的，如果氧气摄入量不足，将会导致进一步的衰老。

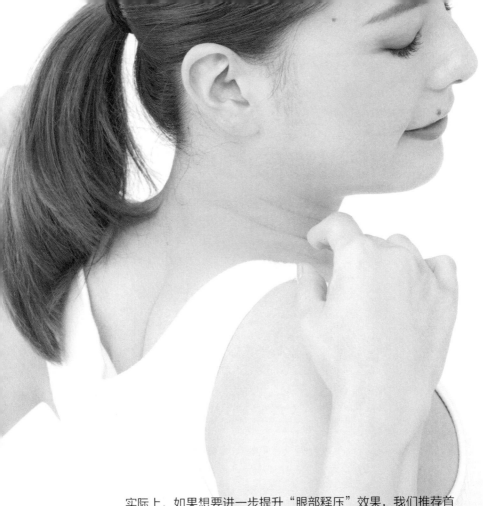

　　实际上，如果想要进一步提升"眼部释压"效果，我们推荐首
先解决驼背的体态问题，并针对全身的紧张、僵硬、对位不良进行
调整按摩。这些动作可以在工作的间隙或者是早起后来做，不仅效
果立竿见影，瞬间即可找回双眸神采，而且长期坚持下去，可以达
到调节自主神经系统的效果，令紧张焦躁的情绪得到安抚，回归那
个情绪稳定的自己。

　　我们可以尝试着用手指夹一下肩胛骨与肋骨周围的部位，僵硬、
紧张部位的肌肉是难以夹起来的，或者会感到格外的疼痛。所以，我
们首先要从这些部位开始调整。

刷手机、看计算机、做家务导致的

调整 "内扣肩膀"，
促进眼部血液循环

由身体前倾导致的肩膀内扣是全身僵硬的主要原因。本方法将帮助您调整肩胛骨与肩膀的内扣状态，让肩膀与手臂重回正确位置。

释放眼部压力的肩膀调整法

反转手掌

指尖朝向身体，将手掌按压在桌面上，伸直双臂

利用书桌或餐桌就可以进行拉伸，将内扣的肩膀与双臂归位。手掌动作如图所示，全面展开，指尖朝向自己的身体，放置于比肩膀靠前一掌的位置上，拉伸手臂。每次拉伸 10 秒，共拉伸 2 次。如此拉伸后，手腕僵硬可得到舒缓，手腕会更加灵活。

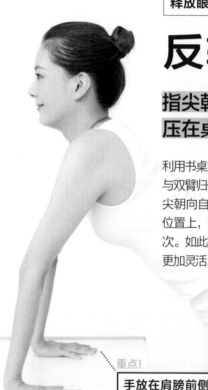

重点！
手放在肩膀前侧约一掌的位置处

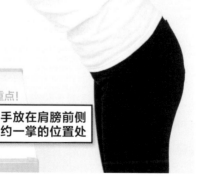
每次拉伸
10秒，
共拉伸2次

释放眼部压力的肩膀调整法

手臂支撑拉伸

浅坐于椅子上，双掌相叠，放置于身体后方座椅上

臀部坐于椅子前三分之一部分，双掌相叠，平放在身体后方的座椅上。手臂完全伸直，手肘不要弯曲，同时注意收腹，缓慢地左右摆动身体。左右摆动各 20 次。在摆动身体过程中需保持自然的呼吸。

左右摆动各
20次

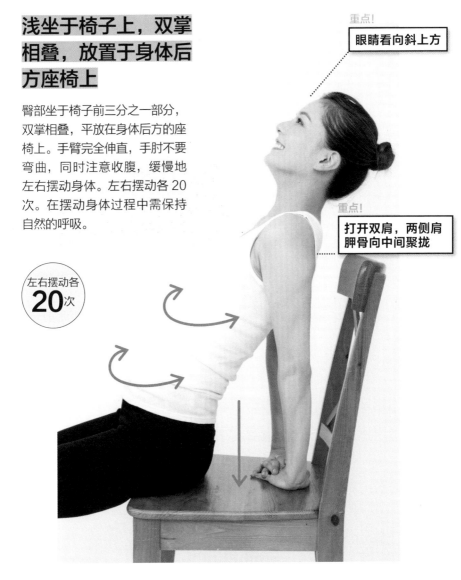

重点!
眼睛看向斜上方

重点!
打开双肩，两侧肩胛骨向中间聚拢

下半身转动

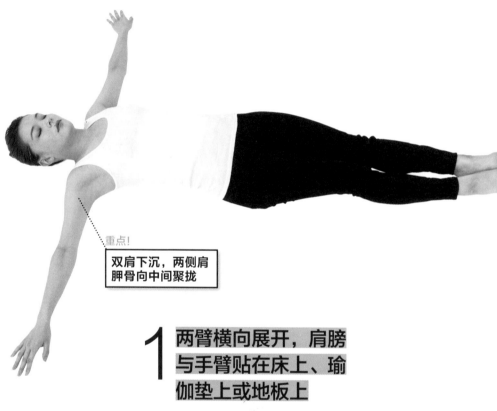

重点!

双肩下沉，两侧肩胛骨向中间聚拢

1 两臂横向展开，肩膀与手臂贴在床上、瑜伽垫上或地板上

仰卧在床上或地板上、瑜伽垫上，两臂向左右两侧展开，肩膀与手掌贴在床上、瑜伽垫上或地板上，打开胸腔，这样可以有效改善肩膀内扣的问题。

**脚跟向上，脚掌与
腿呈直角状态**

2

手掌与双肩按压在床
上、瑜伽垫上或地板
上，单脚上抬

重点！

**手掌保持按压在床上、
瑜伽垫上或地板上**

做动作时要注意，双肩与手掌
不可离开床、瑜伽垫或者地板，
要牢牢地贴住；右脚竖直向上
抬起，脚掌心朝向天花板，膝
盖不要弯曲。

重点！

**面部一直保持中正
位置，朝向天花板**

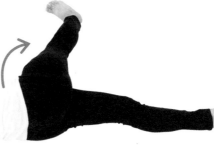

3

面部朝向天花板，同时
转动身体，将右腿向身
体左侧压下去

左右腿
各进行
10次

重点！

**肩膀要紧贴床、
瑜伽垫或地板，
不要抬起**

右肩不要抬起，与手掌一样按压在床上、
瑜伽垫或地板上，同时将右脚向身体的
左侧压下去，转动腰部。左侧同理，反方
向操作。左右腿各进行 10 次。这样的腰部
转动动作可以按压到腹部，给肠道一些刺
激，促进排便。

松解 "硬邦邦的肩胛骨"

同时解决眼部疲劳与肩膀僵硬问题

本部分，我们会介绍释放肩胛骨周围的斜方肌与菱形肌压力的方法。尽管只是转动手臂，不仅后背会感受到舒展，面部也会找到血液通行的温热感。

释放眼部压力的肩胛骨调整法

转动肩胛骨与肋骨

1

手指交叉，弯曲双臂手肘，双臂和肩膀形成以头部为中心的环形

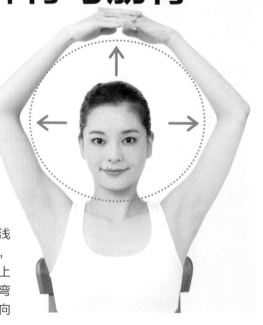

双脚打开，距离与肩部同宽，浅坐于椅子上；后背向上伸直，面部保持中正、朝前。双手上抬，手指在头顶上方交叉；弯曲手肘，将双臂向左右两方向打开，形成一个环。

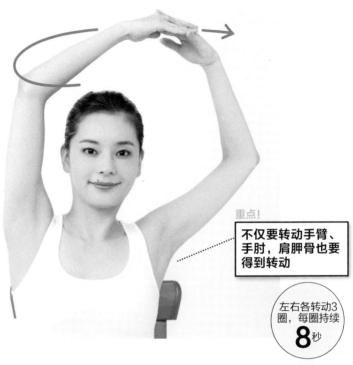

重点!

不仅要转动手臂、手肘，肩胛骨也要得到转动

左右各转动3圈，每圈持续

8秒

2

肩胛骨发力，在头部上方缓慢地转动手臂

保持面部朝前，肩胛骨发力，转动手臂，每一圈转动 8 秒。转动 3 圈后，反方向同样转动一遍。转动过程中需要注意避免过度用力，保持自然的呼吸。

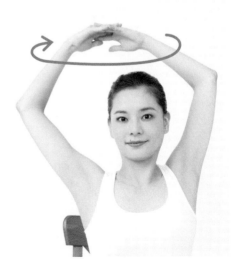

3

双手手指交叉，朝向天花板，双臂和肩膀形成以头部为中心的环形

接下来，在头部上方将双手手指交叉，朝向天花板；弯曲手臂，呈环形。伸直后背，双脚踩实地面。

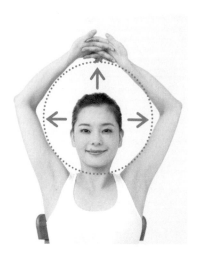

重点！

一定要保证后背伸直，避免弯腰驼背

左右各转动3圈，每圈持续 **8**秒

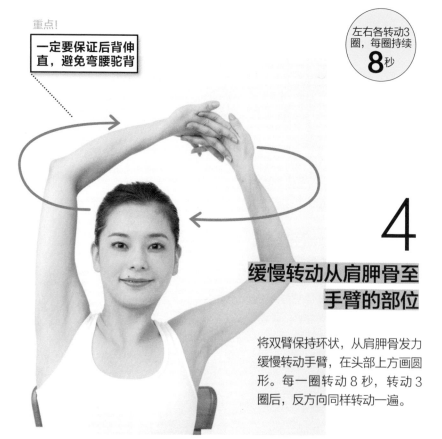

4

缓慢转动从肩胛骨至手臂的部位

将双臂保持环状，从肩胛骨发力缓慢转动手臂，在头部上方画圆形。每一圈转动 8 秒，转动 3 圈后，反方向同样转动一遍。

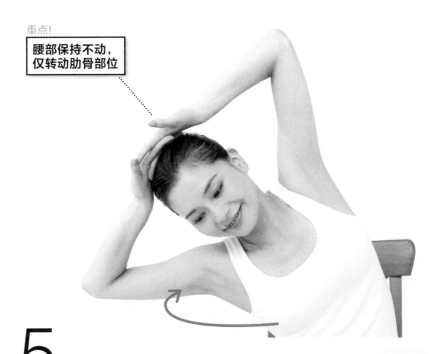

重点！

腰部保持不动，
仅转动肋骨部位

5

双手交叠，手背贴在头顶，而后转动肋骨

双手手掌反转交叠放置于头顶，转动从肋骨开始的上半身部分。这个动作可以释放肋间肌的压力，呼吸也随之舒畅。动作过程中需要注意保持自然呼吸，每一侧的每次转动持续 8 秒，左右各转动 3 次。

左右各转动
3次，每次
持续
8秒

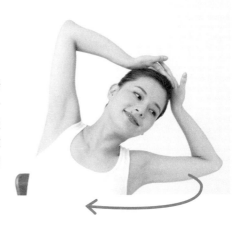

胸椎回旋

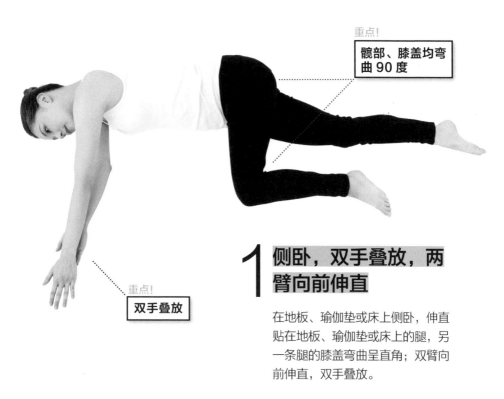

重点！

**髋部、膝盖均弯
曲 90 度**

重点！

双手叠放

1 侧卧，双手叠放，两臂向前伸直

在地板、瑜伽垫或床上侧卧，伸直
贴在地板、瑜伽垫或床上的腿，另
一条腿的膝盖弯曲呈直角；双臂向
前伸直，双手叠放。

2

上方的手臂由肩胛骨带动，滑动约两个手掌的距离

下方的手臂不动，上方的手臂由肩胛骨带动，进行滑动。注意手肘不要弯曲。

重点！

从肩胛骨发力移动

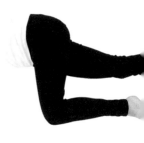

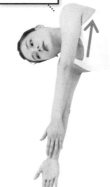

重点！

从肩胛骨开始转动，打开胸腔

3

将上面的手臂朝头的方向抬起，像画半圆一样打开

下方手臂的肩膀不要抬起，紧贴床、瑜伽垫或地板；上方手臂从肩胛骨开始转动。想象指尖伸向远处，尽量大幅度地旋转手臂。左右各进行 10 次。

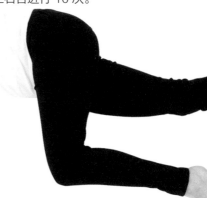

左右各进行
10次

调整 "僵硬肋骨"
深呼吸助力氧气通畅抵达眼部

平时我们很少伸展肋骨，又很少深呼吸，久而久之肋骨周围的肌肉也随之更加僵化。通过动作活动肋骨，不仅能让肋骨周围的肌肉活动更顺畅，也能让更多的氧气送达眼部。

释放眼部压力的肋骨调整法

摇晃肋骨手法

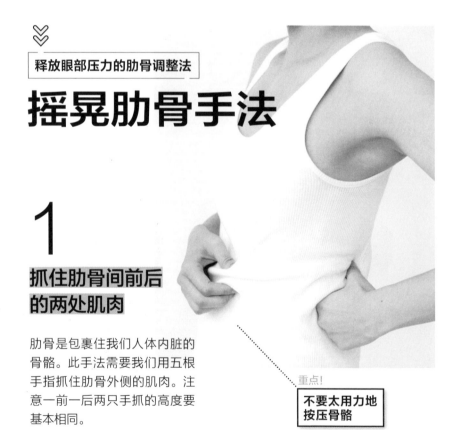

1

抓住肋骨间前后的两处肌肉

肋骨是包裹住我们人体内脏的骨骼。此手法需要我们用五根手指抓住肋骨外侧的肌肉。注意一前一后两只手抓的高度要基本相同。

重点!

不要太用力地按压骨骼

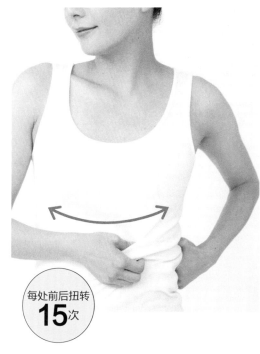

2

在抓住肌肉的同时，前后转动身体

一边呼气，一边向前后转动身体。本动作的关键在于除了抓住肌肉的手指用力以外，身体整体均保持放松状态。

每处前后扭转
15次

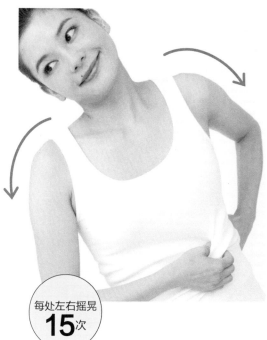

3

一边抓住肌肉，一边向左右两个方向转动身体

接下来，我们缓慢地左右转动上半身，一边呼气，一边放松地做动作。双手抓的位置可以变换三处，步骤 2 与步骤 3 反复交替进行。每处左右摇晃 15 次。

每处左右摇晃
15次

由颈部僵硬和淋巴淤堵导致的

调整"内陷的锁骨"
便可令双眸恢复神采

长期低头、前倾的体态，会导致我们锁骨周围产生淤堵，从而导致眼部的营养、血液供给出现阻碍。本手法将松解内陷在肌肉中的锁骨，恢复眼部供氧与血液循环。

释放眼部压力的锁骨调整法

锁骨释压手法

按压2~3个位置
每个位置按压
10秒

1

重点！
向按压的一侧
倾斜头部

将中指放在锁骨凹陷处按摩

将头倾倒向一侧，此时锁骨的凹陷会变得明显。将中指置于凹陷处，用一点力进行按摩。按压2~3个位置，每个位置按压10秒。找到一种仿佛要将锁骨位置的肌肉向外剥离开的感觉。

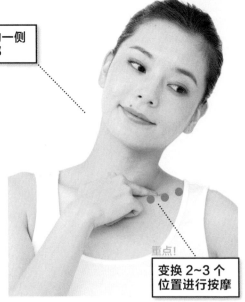

重点！
变换 2~3 个
位置进行按摩

2 一边施压按摩，一边尽可能地将手臂向远处拉伸

中指按压住锁骨凹陷处，同时手臂向远处拉伸，让锁骨处产生拉伸感。呼气时向前伸展，吸气时缓慢地将手臂回收。每按压一个位置，进行 10 次拉伸。

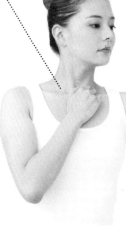

每按压一个
位置，进行
10次拉伸

3 向上拉伸手臂，同时手指尖也发力向上拉伸

接下来向上拉伸手臂。注意保持手肘不要弯曲，手指尖也用力向上、向远处拉伸。另一只手的手指依旧按压在锁骨的凹陷位置。一边呼气一边向上用力延展。反方向同理。每按压一个位置，进行 10 次拉伸。

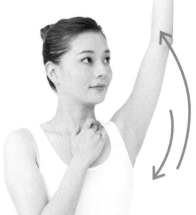

每按压一个
位置，进行
10次拉伸

调整 "腋下"，也可帮助双眸赶走闹人的暗沉

众所周知，我们的腋下是淋巴结密布的部位，同时也是难以运动的部位，因而非常容易堆积老废物质。对这里进行释压按摩的话，通向面部的淋巴循环自然也会得到改善。

释放眼部压力的腋下调整法

按压积累压力的腋下

将手放置在腋下位置，向肋骨方向用力施压

将拇指以外的四根手指放在腋下的位置，拇指则放置在锁骨下的胸小肌部位。食指、中指与无名指三根手指用力，握住腋下肌肉，向肋骨方向按压。

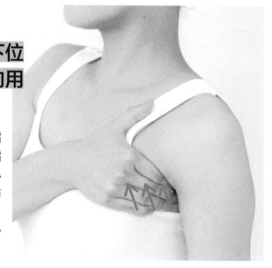

2

按住腋下部位，同时摇动手臂

保持步骤 1 中所述的单手按住腋下肌肉的状态，同时将手臂伸直，然后前后摇动手臂。需注意摇动的手臂保持松弛状态，同时自然地呼吸。另一边也同理。左右各进行 20 次。这个动作可以帮助肌肉恢复柔软，让淋巴的循环也恢复顺畅。

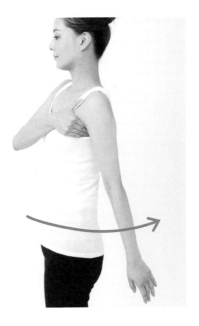

左右各进行
20次

调整 "紧绷的胸大肌"，
改善体态与眼部的血液循环

驼背与肩膀内扣人士容易出现胸大肌紧张的问题。这是因为前倾的体态会给身体前侧增添负担，久而久之会导致胸骨周围肌肉紧缩，导致血液循环不畅。

释放眼部压力的胸大肌调整法

捏住并剥离
筋膜的手法

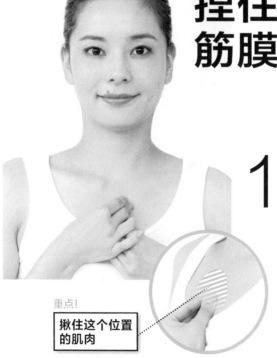

1 用双手揪住位于胸部中心，即胸骨位置的肌肉

在胸骨的周围，是左右胸大肌附着在骨头上的位置。用拇指、食指和中指揪住这个位置，注意不是捏起皮肤，而是揪住肌肉。

重点！
揪住这个位置
的肌肉

2 轻轻摆动身体，释放肌肉压力

双手揪住胸大肌处相应肌肉，前后摇动肩膀，摆动身体。整个身体除了揪住肌肉的手指尖以外，都要保持放松状态，并保持自然的呼吸。在 6 个不同的位置揪一揪，均匀地松解胸骨位置。揪每个位置，肩膀与身体摆动 10 次。

揪每个位置，
肩膀与身体
摆动
10次

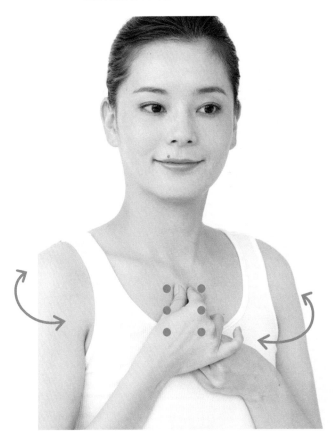

调节 "腹部僵硬" 问题，提升血液循环，减轻眼部的疲劳感

如果肠道蠕动不佳，很容易导致自主神经紊乱等症状，进而出现本应输送至全身的营养供给不良。因此，本部分我们需要重点解决的肠道功能问题，这对于改善眼部疲劳也非常有效。

释放眼部压力的腹部调整法

腹部释压按摩

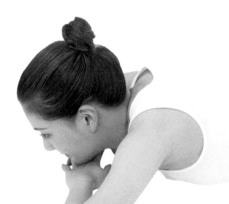

用网球辅助按摩，松解腹部僵硬的肌肉

俯卧在垫面上，并在腹部下方放一个网球。弯曲膝盖，两脚脚背绷直，反复拍打地面。用身体的力量调整网球在腹部的位置，用网球按摩到整个腹部。

网球按摩的位置如下图所示

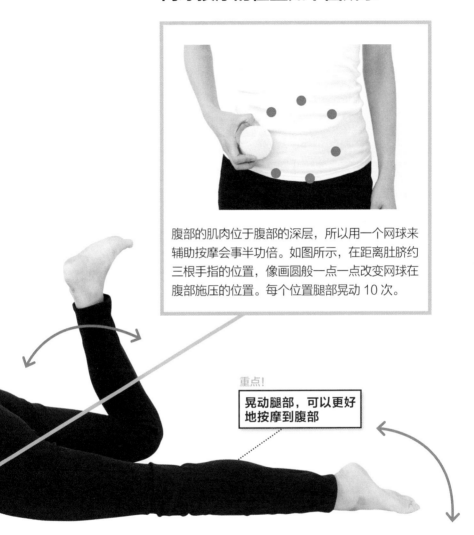

腹部的肌肉位于腹部的深层，所以用一个网球来辅助按摩会事半功倍。如图所示，在距离肚脐约三根手指的位置，像画圆般一点一点改变网球在腹部施压的位置。每个位置腿部晃动 10 次。

重点!

晃动腿部，可以更好地按摩到腹部

每个位置
腿部晃动
10次

对眼部疲劳有直接作用的
"反射区·穴位按摩"，
10 秒便令双目清明

在我们的足底与手部、耳周分布着经络的穴位，以及与我们人体内脏相关的神经末梢集结的"反射区"。用手指腹对这些部位进行施压按摩，舒缓眼部疲劳的效果非常显著。

足底

按摩足底，我们并不是直接按摩穴位，而是按摩"反射区"。所谓"反射区"，就是与身体器官相联结的神经末梢集结的地方。让我们一起认识足底的相关反射区，并开始按摩吧。

眼部疲劳点

足部的第二趾和第三趾下端便是眼部的反射区。用手的拇指推压向上按摩即可。

肝脏反射区

肝脏的反射区仅位于右脚的足底。在东方医学理论中，眼睛与肝脏的关联甚为密切。肝脏主导血液的运行，因此肝脏疲劳时，全身的血液运转都会变差，从而导致视力模糊与黑眼圈。

颈部、头部反射区

足部拇趾下端是颈部的反射区。在这里，我们需要从脚趾根一直用力按揉到脚趾尖。拇趾是头部的反射区，因此按揉整个脚趾，头脑会觉得清爽。

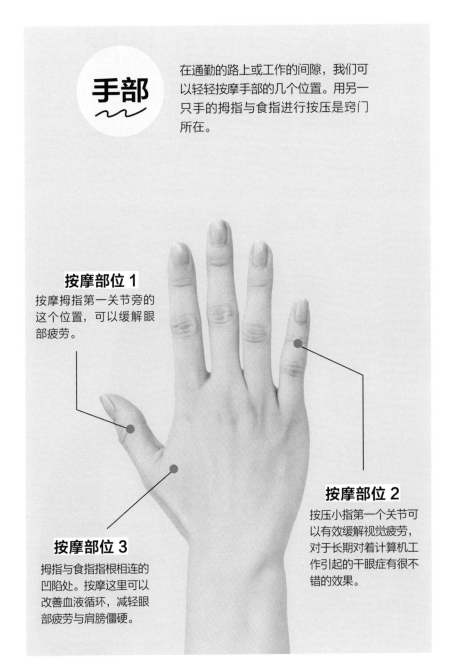

手部

在通勤的路上或工作的间隙，我们可以轻轻按摩手部的几个位置。用另一只手的拇指与食指进行按压是窍门所在。

按摩部位 1

按摩拇指第一关节旁的这个位置，可以缓解眼部疲劳。

按摩部位 2

按压小指第一个关节可以有效缓解视觉疲劳，对于长期对着计算机工作引起的干眼症有很不错的效果。

按摩部位 3

拇指与食指指根相连的凹陷处。按摩这里可以改善血液循环，减轻眼部疲劳与肩膀僵硬。

耳部周围

在头部与脸部，有非常多可以缓和眼部疲劳的部位。这里我们介绍几个具有代表性的部位。

按摩部位 1

在眼尾与眉尾中间，稍稍向外侧的位置，按摩这里可以令通向眼部的血液畅行，帮助双眸减轻疲劳。

按摩部位 2

如果我们把耳朵向前折叠，耳朵的最高点对着的地方就是这个按摩部位。按摩这里可以舒缓由头部僵硬导致的眼睛疲劳。

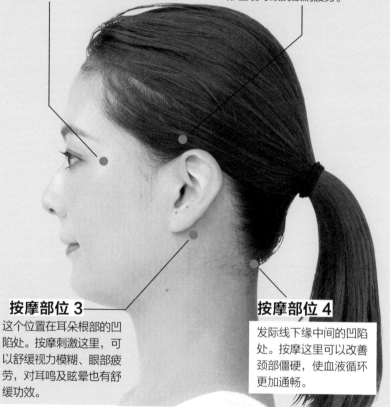

按摩部位 3

这个位置在耳朵根部的凹陷处。按摩刺激这里，可以舒缓视力模糊、眼部疲劳，对耳鸣及眩晕也有舒缓功效。

按摩部位 4

发际线下缘中间的凹陷处。按摩这里可以改善颈部僵硬，使血液循环更加通畅。

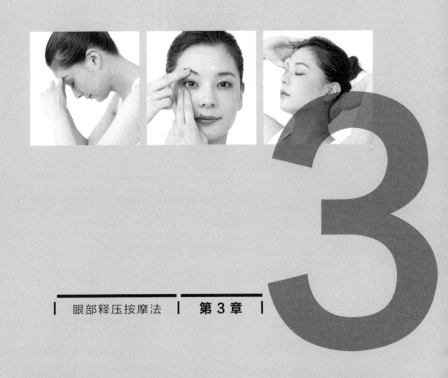

3

按摩眼周肌肉，消除眼部 松垂、黑眼圈与干燥

按摩眼周肌肉

舒缓酸胀，
提升眼周肌肉
活力

从 耳朵与身体部位着手，深层次地解决眼部疲劳问题，是村木式"眼部释压按摩法"的精髓所在。本书第1章与第2章介绍的按摩手法在一定程度上解决了我们眼部疲劳的问题，那么接下来，我们才开始着手释放眼部周围肌肉的压力。

眼睑的松垂、眼下黑眼圈、眼尾的猫爪纹都是会让眼睛看起来衰老的要素，要解决这些问题，除了促进眼部血液循环之外，还要调理呈现衰老状态的"眼轮匝肌"，使其恢复弹性。

我们的眼轮匝肌本身就经常处于紧张状态，因为我们将视线集中在一个画面上时，眨眼的次数便会减少，眼轮匝肌的活动不足，控制眼皮开合的机能就会衰退，慢慢就变得僵硬而加速眼部老化的程度。

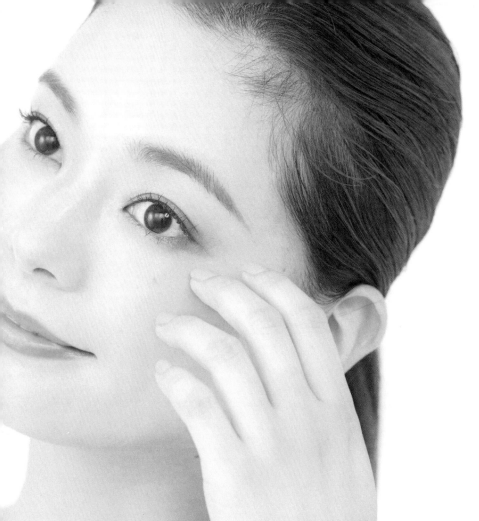

　　由此带来的另一个问题是过度使用其他肌肉。因为眼轮匝肌的衰退，导致眼睛的一张一合需要调动眼睛附近的其他肌肉辅助完成，譬如位于眉毛的皱眉肌及位于前额的额肌会代偿，导致额头形成抬头纹，双眉之间形成川字纹等纹路，并会导致头部疲劳。

　　长此以往，眼部与面颊、双眉之间、额头、头部的肌肉便会形成恶性循环，导致这些肌肉全都处于紧张状态。这一章的村木式"眼部释压按摩法"将针对眼部周围、面部、头部以及耳朵同时进行按摩舒缓，阻断这种恶性循环的形成。

导致眼部问题的原因

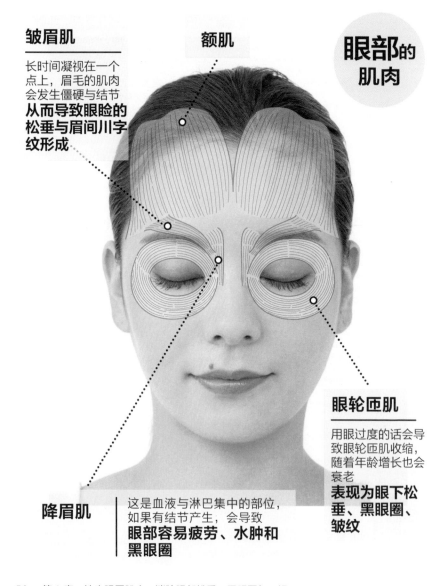

皱眉肌

长时间凝视在一个点上，眉毛的肌肉会发生僵硬与结节**从而导致眼睑的松垂与眉间川字纹形成**

额肌

眼部的**肌肉**

眼轮匝肌

用眼过度的话会导致眼轮匝肌收缩，随着年龄增长也会衰老**表现为眼下松垂、黑眼圈、皱纹**

降眉肌

这是血液与淋巴集中的部位，如果有结节产生，会导致**眼部容易疲劳、水肿和黑眼圈**

用眼过度最直接的表现便是眼轮匝肌感到疲劳，导致该肌肉功能受损，从而眼睛的开合都会感觉困难。这就是眼部出现松垂、皱纹和黑眼圈的原因。

一旦眼轮匝肌疲劳，我们会在无意识间过度使用位于眉毛部位及额头位置的皱眉肌、额肌，那么便会形成额头纹及眉间川字纹。

村木式的手法将作用于肌肉深层，帮助我们的肌肉找回活力。

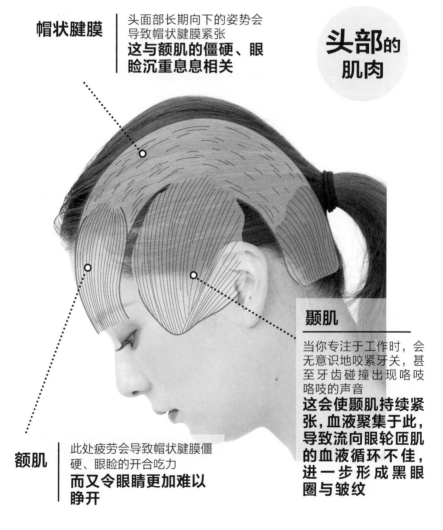

帽状腱膜 | 头面部长期向下的姿势会导致帽状腱膜紧张
这与额肌的僵硬、眼睑沉重息息相关

头部的**肌肉**

颞肌
当你专注于工作时，会无意识地咬紧牙关，甚至牙齿碰撞出现咯吱咯吱的声音
这会使颞肌持续紧张，血液聚集于此，导致流向眼轮匝肌的血液循环不佳，进一步形成黑眼圈与皱纹

额肌 | 此处疲劳会导致帽状腱膜僵硬、眼睑的开合吃力
而又令眼睛更加难以睁开

消除眼部酸胀手法

提升额肌，减轻眼周的负担

长时间看近距离的事物，那么位于头部前侧的肌肉会松弛、下垂，对眼轮匝肌，造成压力，让眼部感觉沉重与疲乏。我们可以通过按摩将其复位。

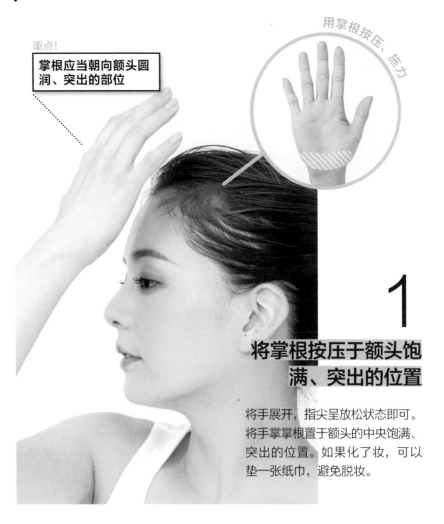

用掌根按压，施力

重点！

掌根应当朝向额头圆润、突出的部位

1

将掌根按压于额头饱满、突出的位置

将手展开，指尖呈放松状态即可。将手掌掌根置于额头的中央饱满、突出的位置。如果化了妆，可以垫一张纸巾，避免脱妆。

2

另一只手握住颈部，支撑住头部后侧

另一只手四指并拢，放在头部后侧。如果头发是散下来的，那么需要将手指伸入头发里，触碰在头皮上，才能够稳稳地托住头部后侧。

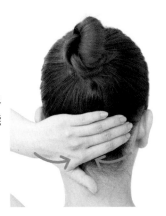

重点！

不要用力，轻轻按压

重点！

支撑手舒展开，压靠在头后部中央位置上

3

轻轻抬起下巴，以手掌向额头与头皮施压

用掌根将额头的皮肤向抬头方向压并固定住。贴在头后侧的手指向额头方向推动，并抓住头部。将按压住额头的手向头后侧的手的方向按压靠近。保持动作30秒。

保持动作
30秒

消除眼部酸胀手法

放松肌肉容易集中产生僵硬的区域

在我们的眉头与内眼角中间，是眼轮匝肌与皱眉肌、降眉肌等与眼睛直接连接着的肌肉，它们也容易因为额肌的沉重而出现僵硬、紧张与结节。我们需要对它们进行向上的提拉按摩。

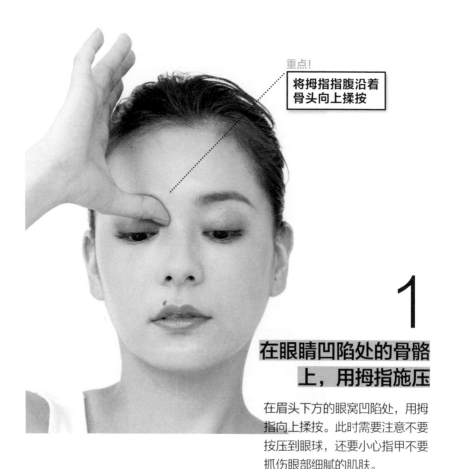

重点！

将拇指指腹沿着骨头向上揉按

1

在眼睛凹陷处的骨骼上，用拇指施压

在眉头下方的眼窝凹陷处，用拇指向上揉按。此时需要注意不要按压到眼球，还要小心指甲不要抓伤眼部细腻的肌肤。

2

食指与中指放置在发际线位置

拇指位于眼窝凹陷处，食指与中指抵住头部。另一只手则在头部后方进行支撑。

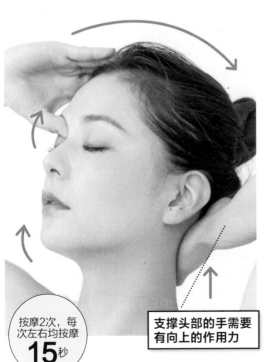

后面是这样子的。

3

拇指将骨骼仿佛向上抬起般施压揉按

轻轻抬起下巴，将拇指抵在眉骨下方的骨骼上，想象着将眉毛下方的骨头向上推，施压按摩。中指、食指则轻柔地在头部上方揉按。将按压住眼窝的手向头后侧的手的方向靠近。按摩 2 次，每次左右均按摩 15 秒。

按摩2次，每次左右均按摩 **15**秒

重点！

支撑头部的手需要有向上的作用力

消除眼部酸胀手法

锻炼运动不足的眼轮匝肌，促进血液循环，唤醒双眸活力

如果我们有意识地进行睁眼、闭眼练习，那么便可以有效地锻炼到眼轮匝肌。下眼睑是很少锻炼到的地方，因此，睁眼、闭眼这看上去司空见惯的行为，我们也要认真对待哟。

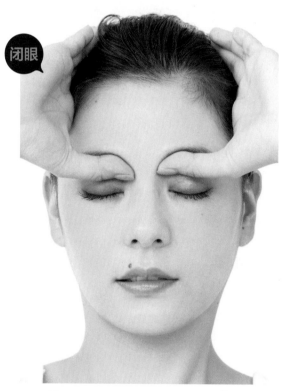

闭眼

1

用拇指按住眼轮匝肌上部分，眨眼

将拇指放置在眼窝凹陷位置，其余四根手指放置于头两侧斜上方。按压眼轮匝肌的同时用力地进行眨眼运动，保证每次睁眼与闭眼的动作做到位。进行30秒。

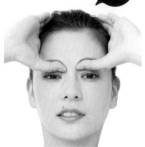

睁眼

进行 **30** 秒眨眼运动

2

轻轻按住眼尾部位，并向横向拉伸，同时眨眼

拇指放置在眼尾位置，轻
轻地向外拉拽。一边注意
肌肉的走向，一边认真
地进行眨眼动作。眨眼
30 次。

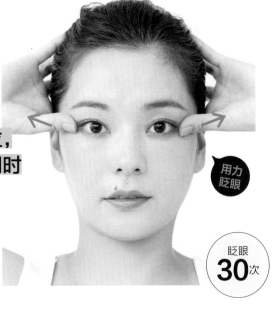

用力
眨眼

眨眼
30次

用力
眨眼

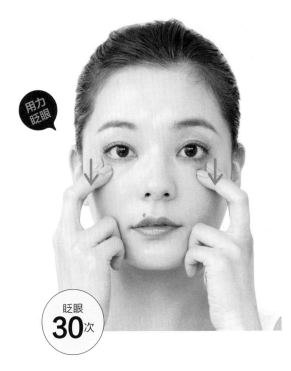

眨眼
30次

3

一边向下扒下眼睑，一边眨眼

用食指与中指放置在眼尾
下方位置，向下轻柔地按
住下眼睑。眨眼 30 次。
在闭眼时，需要格外注意
下眼睑运动的感觉。

改善上眼睑松垂手法

释放从耳道至颞肌的压力，提升面部及眼部轮廓

按摩舒缓耳朵周围僵硬处，可以帮助我们改善从颈部至面部及头部的血液循环，而按摩头部侧面僵硬处，则可直接改善上眼睑的松垂与水肿问题。

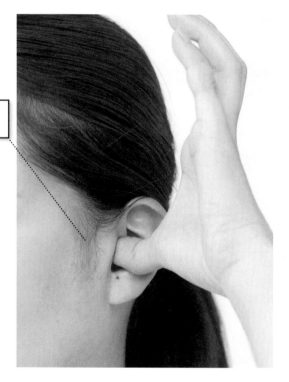

重点!

拇指不要伸入耳道过深

1 拇指伸入耳道中，并轻柔地抓握住头部

注意要将指甲修剪好，避免伤到脆弱的耳道内侧肌肤。将拇指伸入耳道中，其余四根手指抓握住头部两侧即可。

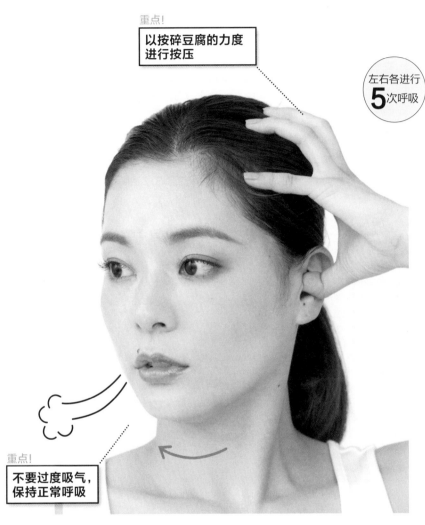

重点！
以按碎豆腐的力度
进行按压

左右各进行
5 次呼吸

重点！
不要过度吸气，
保持正常呼吸

2 将耳洞向上按压，侧转头部并深呼吸

拇指将耳道向上按压，其余四指则像要抓住肌肉一样给头部上方施压。头部则朝按摩耳朵另一侧方向转动，保持自然呼吸5次。反方向同理。

改善上眼睑松垂手法

面部中心是血液与淋巴集中之处，释放此处压力，双眼开合更加自如

血液与淋巴集结的额头与眉毛中间的肌肉一旦发生僵硬，那么很容易导致眼部出现松垂问题。重点放松这个区域，找回肌肉的弹性。

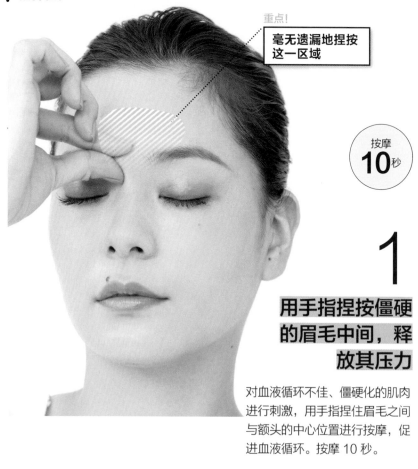

重点！

毫无遗漏地捏按这一区域

按摩
10秒

1

用手指捏按僵硬的眉毛中间，释放其压力

对血液循环不佳、僵硬化的肌肉进行刺激，用手指捏住眉毛之间与额头的中心位置进行按摩，促进血液循环。按摩 10 秒。

2

上提眉毛，细致地按摩山根

将右手的中指抵住左侧眉头的肌肉，向上按压。再将左手的中指放在鼻子山根的位置，小幅度地左右晃动施压。每个位置按摩 5 次。反方向同理进行。

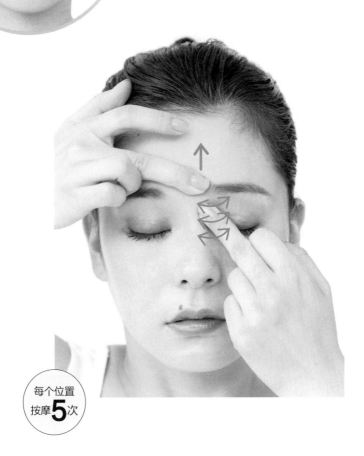

左右晃动
这个位置

每个位置
按摩 **5** 次

改善上眼睑松垂手法

释放眉毛处的僵硬，恢复开合眼睑的能力

有不少人在睁眼时会用到皱眉肌，从而导致眉毛的僵硬。解除额肌到眉毛中间的肌肉压力，那么眼睑也会感觉轻松。

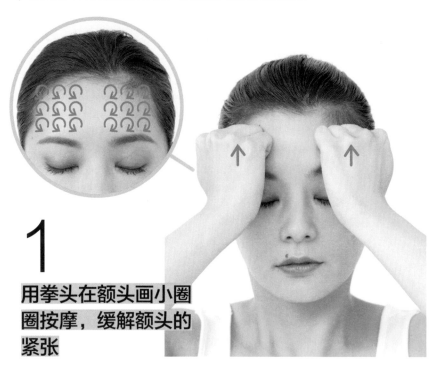

1

用拳头在额头画小圈圈按摩，缓解额头的紧张

双手握拳，将第二节手指关节压在额头上，将额头皮肤向上推按约 1 厘米保持住，然后垂直按压额肌，并将双拳分别向外画小圆圈进行按摩。如图所示，慢慢移动位置，按摩整个额头。每个位置按摩 5 次。

每个位置
按摩 **5** 次

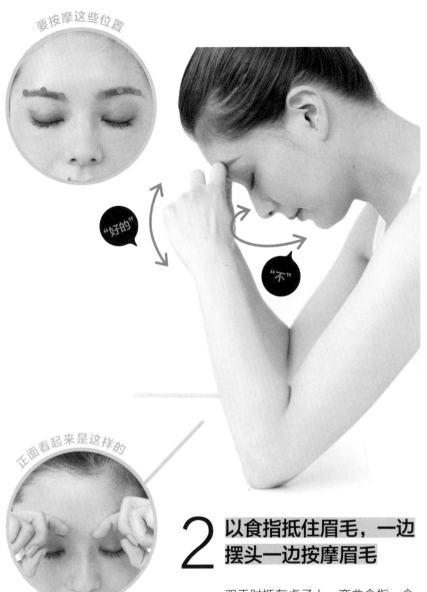

要按摩这些位置

"好的"

"不"

正面看起来是这样的

每个位置按摩
15秒

2 以食指抵住眉毛，一边摆头一边按摩眉毛

双手肘抵在桌子上，弯曲食指，食指的第二关节抵住眉毛。利用头部的重量顺势进行眉毛按摩，轻轻晃动头部，先点头，仿佛在说"好的"，然后摇头，就像在说"不"。每个位置按摩 15 秒。

解决黑眼圈手法

刺激位于眉毛下方的降眉肌，促进眼下血液循环

在日常生活中，我们几乎无法运动到降眉肌，因此这里非常容易产生血行阻滞，所以我们要积极地用按摩手法辅助这块肌肉运动。

重点！

用拇指沿着骨骼施压按摩

1

用拇指抵住眼窝凹陷处，将骨骼向上抬

闭上眼睛，将拇指按在眉头下方的凹陷处，其余四根手指放在头部上方。而后将拇指沿着骨骼走向横着进行按摩。需注意避免按压到眼球。

2

另一只手抓住鼻梁骨山根两侧，向下拉拽按摩

右手拇指抵住眉骨下方凹陷处，将骨骼向上方揉按；左手的拇指与食指则捏住鼻梁骨山根位置左右两侧，并向下施力按摩。

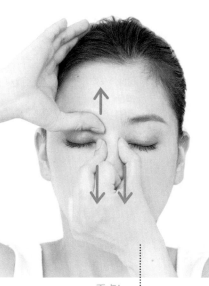

重点!

手掌根部自然地贴合在下巴下方，向下用力

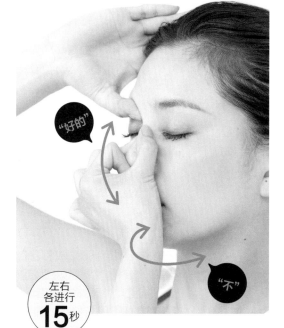

"好的"

"不"

左右各进行
15秒

3

小幅度地摆动头部，给予肌肉刺激。

右手向上用力、左手向下用力的同时，仿佛表示同意时说"好的"那样轻轻上下点头，而后再像表示不同意时说"不"那样轻轻摇头。反侧同理进行。左右各进行15秒。这个动作可以促进相关位置的血液循环，从而消除水肿。

解决黑眼圈手法

为懒惰的下眼睑注入活力，消除黑眼圈和眼袋

大多数人在睁眼、闭眼的时候都不会用到下眼睑的肌肉。锻炼衰弱的肌肉，找回明亮有神的双眼吧。

重点！

用两根手指作为支撑，轻轻抵住肌肉

1

将食指与中指抵住眼轮匝肌的上部位置

食指和中指的指腹分别按在眉峰与眉尾下方的位置上，以此固定住眼轮匝肌上部分，并保持不动。面部向前，保持中立位，建议面对镜子进行此按摩。

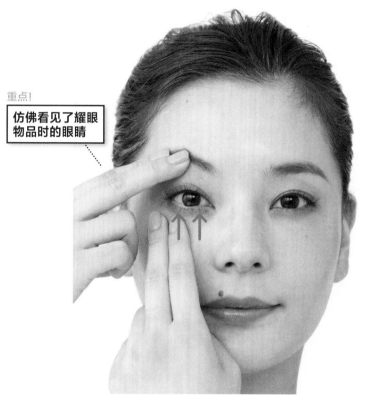

左右
各进行
10次

重点！

**仿佛看见了耀眼
物品时的眼睛**

2 用另一只手按着
闭上下眼睑

在按住眼轮匝肌的上部的同时，
另一只手的食指与中指轻轻地按
住下眼睑，然后将下眼睑向上轻
轻推动，闭上眼睛。注意只动下
眼睑，其他部分肌肉不动。左右
各进行 10 次。

第 3 章　按摩眼周肌肉，消除眼部松垂、黑眼圈与干燥　67

解决黑眼圈手法

释放支撑眼轮匝肌的脸颊肌肉，提升面部整体轮廓

导致下眼睑松垂与黑眼圈出现的另一个诱因是脸颊肌肉弹性不足。
刺激整个脸颊，帮助脸颊肌肉找回活力与弹性。

1

将食指抵住颧骨下方，左右按摩

将食指放在颧骨下方，抵住骨骼，小幅度地左右按摩。从鼻翼两侧开始，一点一点地向外移动按压位置，而后如图所示，将食指位置向上移动，用同样的方式再向两侧揉按。每个位置揉按 5 次。

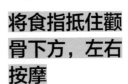

每个位置
揉按**5**次

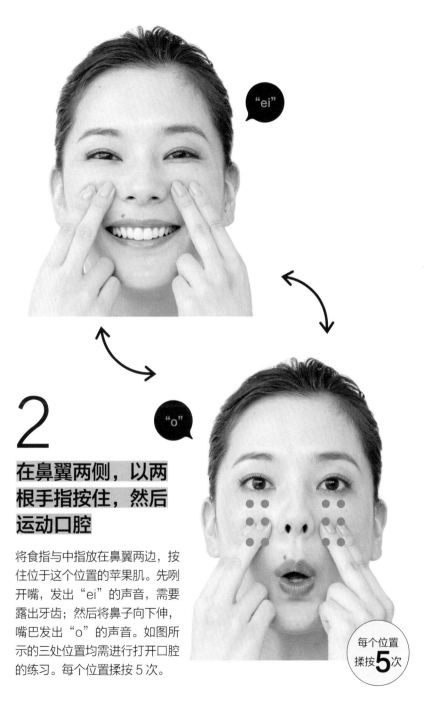

"ei"

"o"

2

在鼻翼两侧，以两根手指按住，然后运动口腔

将食指与中指放在鼻翼两边，按住位于这个位置的苹果肌。先咧开嘴，发出"ei"的声音，需要露出牙齿；然后将鼻子向下伸，嘴巴发出"o"的声音。如图所示的三处位置均需进行打开口腔的练习。每个位置揉按 5 次。

每个位置
揉按**5**次

眼尾鱼尾纹

舒缓疲惫而僵硬的眼轮匝肌，让眼部重放光彩

眼尾产生鱼尾纹和猫爪纹的主要原因是上眼睑的松垂。通过按摩眼轮匝肌，舒缓其压力，帮助眼睑找回上抬的力量，从而改善眼尾的皱纹。

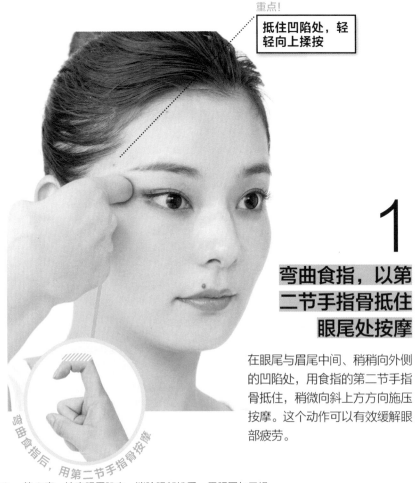

重点!

抵住凹陷处，轻轻向上揉按

弯曲食指后，用第二节手指骨按摩

1

弯曲食指，以第二节手指骨抵住眼尾处按摩

在眼尾与眉尾中间、稍稍向外侧的凹陷处，用食指的第二节手指骨抵住，稍微向斜上方方向施压按摩。这个动作可以有效缓解眼部疲劳。

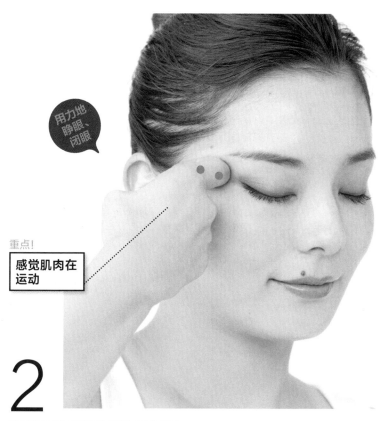

重点!

感觉肌肉在运动

2

一边按住眼尾，一边用力地睁眼、闭眼

用手指斜向上按压住眼尾，保持住大大地睁开眼睛，然后紧紧地闭上眼睛，反方向同理进行。如果手指能够感觉到肌肉在运动，那么动作就是正确的。在眼尾皱纹明显的地方变换两三处位置进行按摩。每个位置按摩 10 次。

每个位置按摩**10**次

眉间川字纹

眼睛疲劳会导致额头与眉毛用力代偿，按摩这些部位可以减轻纹路

当我们注意力集中时，头部容易因用力而紧张，导致额肌僵硬。同时，我们还容易无意识地皱眉，导致皱眉肌过度用力。本部分，我们将针对这两处肌肉进行舒缓。

重点!

一边感受骨骼，
一边施压揉按

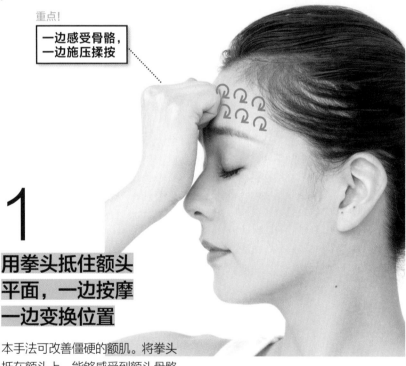

1

用拳头抵住额头平面，一边按摩一边变换位置

本手法可改善僵硬的额肌。将拳头抵在额头上，能够感受到额头骨骼的力度为佳，以向外侧小幅度画圆圈的方式揉按额头。一边按摩一边移动位置尽量覆盖住整个额头。每个位置按摩 5 次。

每个位置
按摩 **5** 次

向内外两个方向揉按

2 用手指捏住眉间的肌肉，向内外两个方向揉按

用拇指与食指捏住眉头的皱眉肌，先向上、向外各按摩 10 次，然后用画圆的方式，分别向内、外两个方向揉按 10 次。一边更换位置一边进行揉按。对眉峰也进行同样的按摩。反方向同理。

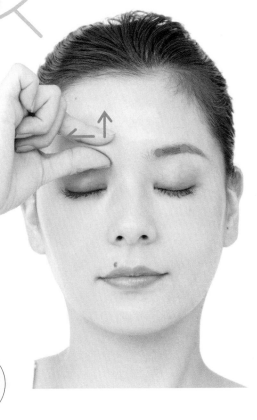

左右各进行
10次

眼部干燥

放松双眼，促进眼泪的分泌，预防干眼症

眼部的滋润是依靠泪液和位于睫毛生长处的睑板腺分泌的油脂来维持的。因此，我们需要改善这个区域的血液循环。

轻轻摇晃揉按

用指腹按压内外眼角，轻轻向左右拉开

紧紧地闭上眼睛，将食指放在眼尾，中指放在眼角，轻轻地左右移动，不要用力。另一边也进行同样的按摩。左右各进行 30 次。这个动作可以促进血液循环，增加泪液和油脂分泌。

左右各进行
30次

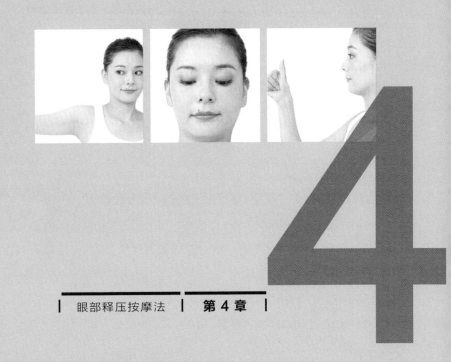

4

提高视力的眼球体操

按摩推动眼球运动的肌肉，

舒缓肌肉紧张，促进血液循环

您知道吗，在眼部周围，除了我们常规认知的眼轮匝肌，还存在着许多其他功能的肌肉哦。譬如仅仅是"看"的这个动作，驱动眼球工作的肌肉就有"睫状肌"（别名"眼内肌"）与眼外肌。在我们看向远方或是看近距离的物体时，为了对焦，我们会用到"睫状肌"，这是位于眼球内侧的肌肉。睫状肌在我们看近处时会呈现紧张的状态，调节眼球中的晶状体（眼球中起到镜头作用的部位）增厚；在我们看向远处时，睫状肌便会松弛，从而调整晶状体变薄。

现代人因为在日常的工作与生活中经常长时间看计算机或手机，所以我们的睫状肌长期处于紧张状态。这与肩膀或是颈部的肌肉同理，长时间处于紧张状态自然会导致疲劳，肌肉僵硬，致使此部位相关的血液循环变差，疲劳感就会越来越重。

此外，随着年龄的增长，眼睛调节焦点的能力会下降，晶状体变得僵硬，从而出现老花眼。本来看近处就很难看清，如果还总是看手机，眼部疲劳就会不断累积，很可能会加速眼部的老化。

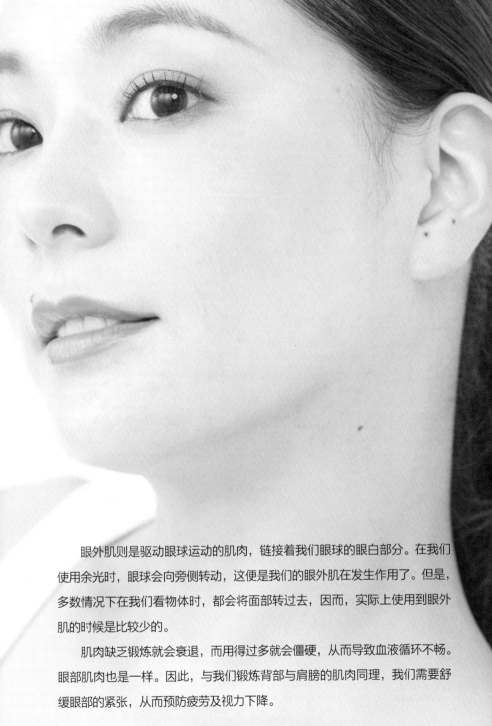

　　眼外肌则是驱动眼球运动的肌肉，链接着我们眼球的眼白部分。在我们使用余光时，眼球会向旁侧转动，这便是我们的眼外肌在发生作用了。但是，多数情况下在我们看物体时，都会将面部转过去，因而，实际上使用到眼外肌的时候是比较少的。

　　肌肉缺乏锻炼就会衰退，而用得过多就会僵硬，从而导致血液循环不畅。眼部肌肉也是一样。因此，与我们锻炼背部与肩膀的肌肉同理，我们需要舒缓眼部的紧张，从而预防疲劳及视力下降。

驱动眼球动作的肌肉
也处于疲劳状态

我们看手机或计算机时，通常都是从正面盯着看，所以驱动眼球运动的眼外肌长期处于运动不足状态，慢慢就衰退了。另一方面，长时间看着近处，睫状肌也会因为长期处于紧张状态而疲劳。

如要改善眼部肌肉运动不足或紧张的状况，那么就要增加一些日常不会做的动作，但也应当注意全面运动，避免肌肉发力不对称。

但是，因为眼球是非常脆弱的，所以在锻炼相关肌肉时，我们的动作务必轻柔、细致。

长时间看近处物品
∨
睫状肌一直处于紧张状态

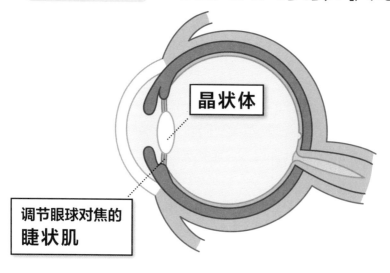

晶状体

调节眼球对焦的
睫状肌

一直凝视一个定点的话
∨
眼外肌就容易衰退

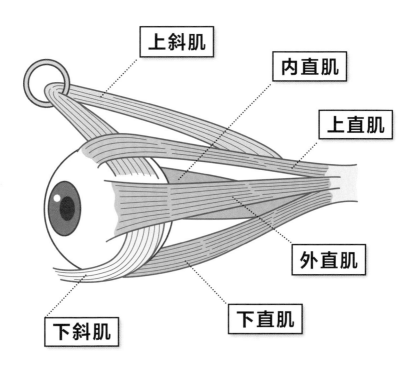

上斜肌

内直肌

上直肌

外直肌

下直肌

下斜肌

驱动我们眼球移动的肌肉共有六条，统称为眼外肌。
因为我们的眼球是有一点点向外侧倾斜的，所以为保
证眼球面向正面，我们的内直肌一直在发力。

缓解**睫状肌**紧张的 # 眼球体操

在我们看近处物品时，睫状肌为了使眼睛对焦而处于收缩状态。如果我们一直刷手机，睫状肌就会一直处于紧张状态中。多看看远处，让睫状肌放松吧。

远近拉伸体操

通过看远处与看近处的交互运动，睫状体的僵硬就会得到改善。需要注意的是，该动作应当柔缓地进行。

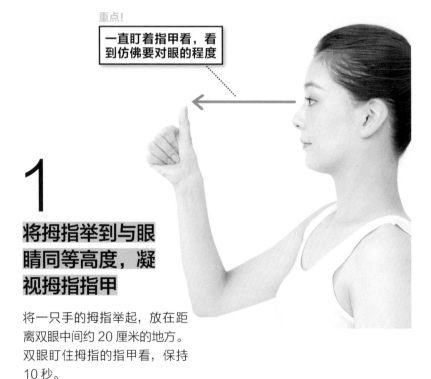

重点！

一直盯着指甲看，看到仿佛要对眼的程度

1

将拇指举到与眼睛同等高度，凝视拇指指甲

将一只手的拇指举起，放在距离双眼中间约 20 厘米的地方。双眼盯住拇指的指甲看，保持10 秒。

重点!

保持视线不下行、不偏移，
保持在拇指指尖的位置

2

伸直手臂，
凝视远处的
拇指指甲

拇指依旧保持在与眼睛同样高度
的位置，伸直手臂。一直盯着拇
指指甲，保持 10 秒，注意视线
不要看向别的方向。

重点!

将视线锁定于拇指延长
线上的某个目标物品上

3

将视线锁定在比拇指
更远的某个目标物品
上，保持凝视

接下来练习看更远的地方。选择拇指方向
2~3 米外的一个目标物，即便是位于窗外
也可以。如果是在室内，要尽量保证距离。
重复进行 3 个步骤 5 次。

步骤1到步骤3
重复进行
5次

锻炼衰退的 **眼外肌** 的 眼球体操

仅仅通过运动眼球也可以锻炼到眼外肌。但眼部是细腻、敏感的部位，所以运动时不要过于猛烈，每一个动作都要轻柔、舒缓。

上下左右运动

面部一直处于中正位置，朝向正前方，只让眼球上下、左右运动。要有意识地感受眼外肌的紧张与舒缓。

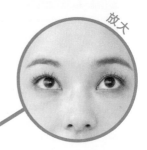

放大

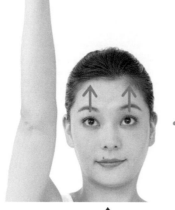

进行 **10**次

重点！

面部朝向正前方，只运动眼球

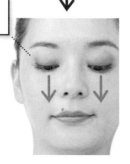

1 只用眼睛追踪拇指的行迹，上下交互运动眼球

在脸前面将手臂伸直，并竖起拇指。缓慢地抬起手臂，用眼睛追踪拇指。然后缓慢地将视线收回到正面位置，将手臂下移，继续用眼睛追踪拇指的行迹。进行10次。

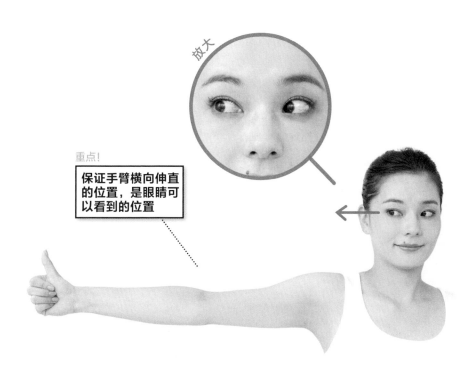

放大

重点!

保证手臂横向伸直
的位置，是眼睛可
以看到的位置

2

将手臂横向伸直，仅用眼睛左右交替注视竖起来的手指

在脸前方将手臂伸直，拇指同样保持竖立状态。而后缓慢将手臂向右侧移动，只用眼睛追踪拇指移动的行迹，然后恢复至正面。左侧同理进行。左右各进行 10 次。

左右各进行
10 次

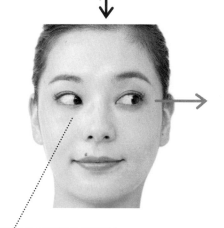

重点!

面部不要动，只用眼睛追随拇指行迹

360 度旋转运动

为了全面地锻炼眼外肌，我们需要将眼球旋转一周。缓慢、轻柔地转动眼球，舒缓眼轮匝肌的压力吧。

用竖起拇指的手臂在身体前侧画圆形，仅用视线追随画出来的轨迹

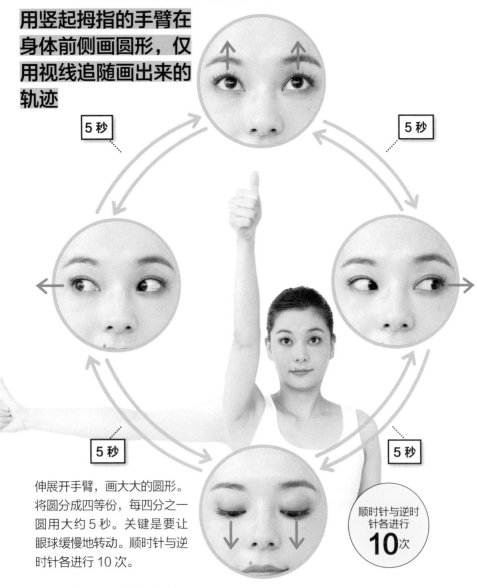

5 秒

5 秒

5 秒

5 秒

伸展开手臂，画大大的圆形。将圆分成四等份，每四分之一圆用大约 5 秒。关键是要让眼球缓慢地转动。顺时针与逆时针各进行 10 次。

顺时针与逆时针各进行 **10** 次

转动眼球与舌头

口周的口轮匝肌与眼轮匝肌连接在一起，所以在口腔内转动舌头的运动就可以刺激到这两处肌肉，促进血液循环更加通畅。

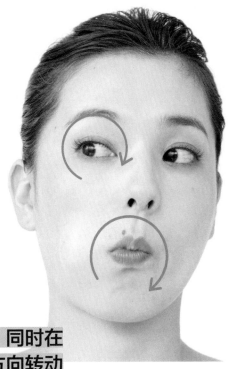

转动眼球，同时在口腔内同方向转动舌头

脸朝向正前方，同时转动眼球与舌头。将舌头放在嘴唇与牙龈的中间，转动舌头时，以舌尖刺激脸颊内部。转动时眼球也同方向同频率转动，每转动一圈大概用时 10 秒。顺时针与逆时针各进行10 次。

顺时针与逆时针各进行
10次

村木式"眼部释压按摩法"

Q 要坚持按摩多久才会有效果呢？

A

通常而言，通过一次按摩，应该就可以感受到眼部变轻松。

大多数人试过一次之后就能感受到效果。但是如果想要消除眼睑的松垂或者是黑眼圈这类问题，就需要坚持按摩。

Q 眼部释压按摩在什么时间进行比较好呢？

A

在工作的间歇及眼睛感觉疲劳的时候都可以进行。

使用计算机时，尽量每间隔一小时便休息十分钟时间。在这间歇时，对眼睛进行释压按摩，会马上帮助眼睛找回轻松感，并可预防眼部疲劳积累。

Q 眼睛里面有痛感的话也可以进行按摩吗？

A

如果一直持续比较严重的痛感或视线开始模糊的话，请去眼科就诊。

如果您感受到了异于平时的痛感，请务必尽快去眼科就诊。眼睛是很脆弱的部位，而它的问题又不易被察觉，因此，哪怕只有一点点异样感，也一定要去职业医生那里求助。

Q 我的手指伸不进耳道里，该如何是好呢……

A

不一定非要用拇指，也可以尝试用食指或者中指按摩。

建议用拇指是因为拇指的方向是最易于操作的，但如果确实无法伸进耳道内，我们也可以用食指或中指来操作。但一定要注意修剪指甲，不要划伤脆弱的耳朵。

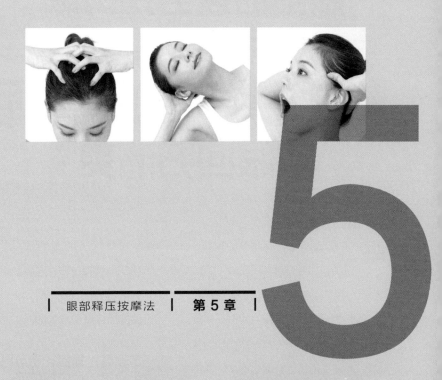

释放头部压力，消除眼部疲劳与暗沉

眼部的疲劳是肉眼可见的，
释放头部的压力后
双眼回归清爽

眼部与头部的僵硬关系十分密切。在颈部与头部交界的部位叫作枕下小肌群，这里有非常多的小肌肉，它们与眼睛的动作相关联。因此，如果用眼过度，这个肌肉群也会变得僵硬。

我们头部的肌肉都是共用同一片筋膜，如果头部后侧紧张或者僵硬，那么头部筋膜所覆盖到的其他肌肉也会深受影响。如果头部后侧向下拉的力量变弱，额肌及颞肌就会发生僵化，久而久之开始浮肿，最终导致面部整体出现松垂与皱纹。

此外，我们还应当注意的便是大脑的疲劳。尽管"看"的动作是由"眼睛"来完成的，但是从眼睛进入的信息都是由大脑来处理的。因此，如果我们用眼过度，大脑就不得不处理大量的信息，而如果大脑的营养供给与供氧不充足，那么大脑的僵化与眼部的疲劳就会加剧，形成恶性循环。

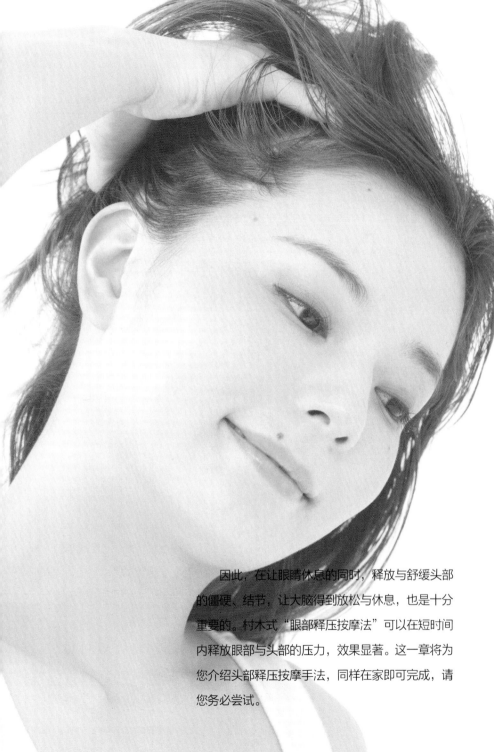

因此，在让眼睛休息的同时，释放与舒缓头部的僵硬、结节，让大脑得到放松与休息，也是十分重要的。村木式"眼部释压按摩法"可以在短时间内释放眼部与头部的压力，效果显著。这一章将为您介绍头部释压按摩手法，同样在家即可完成，请您务必尝试。

用眼过度
会令大脑感觉疲劳，助长头部产生疲劳与僵硬感

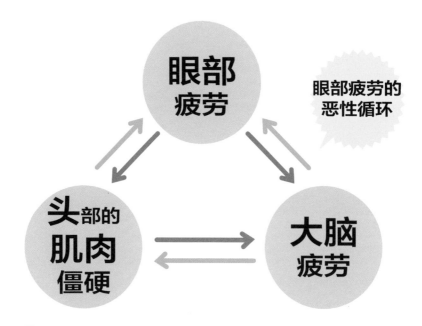

只要我们醒着，我们的眼睛就一直在全力工作，十分忙碌，而眼部的疲劳很容易导致头部的僵硬。

头部的疲劳与大脑的疲劳密切相关，而一旦大脑疲劳，眼部与头部的紧张与僵硬就会加重。

如果对任何一个部位听之任之，所有相关部位的疲劳就会不断累积，从而形成恶性循环。

为了阻断这种恶性循环，我们推荐您试一试村木式"眼部释压按摩法"。以此手法舒缓头部的紧张与僵硬，全身都会得到放松。

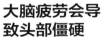

硬邦邦的，失去
了活动能力

大脑疲劳会导
致头部僵硬

只要用眼，大脑
就需要处理信
息，就会疲劳

用眼过度

眼部疲劳最容易表现
在枕下小肌群

枕下肌群释压按摩手法

头部后侧的枕下小肌群位于头部底部的深处。这个位置用手难以
直接按摩到，所以首先需要做的是舒缓这些肌肉的紧张感。

 枕下肌群释压按摩手法

拳头按压法

双手握拳，将头部后方的肌肉毫无遗漏地按摩一遍，想象
着将肌肉从骨骼上分离下来。

重点!

找到在骨骼上揉压的
感觉

拳头的平面放在头部后方两侧，小幅度移动着按摩

将拳头放在头部后方两侧，对着头
部垂直施加压力。每间隔 1~2 毫
米地小幅度上下移动按摩，一直按
摩至头部与颈部的交界处。按摩 1
分钟。

按摩
1分钟

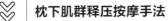

枕下肌群释压按摩手法

舒展筋膜法

贴合在骨骼上的肌肉是非常容易产生结节的。本部分的按摩手法，就像洗头发般揉搓头皮，消除疲劳。

重点！

不要用指甲，而要用
指腹揉搓

用指腹反复揉搓头部后侧的头皮

如图所示，半展开手掌，将手掌放在头部后侧头皮上，用指腹纵向揉搓头皮，舒缓肌肉的僵硬。在指腹感受到僵硬的地方重点反复揉搓 1 分钟。

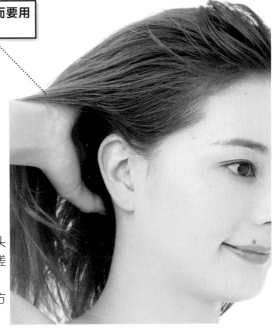

上下揉搓
1分钟

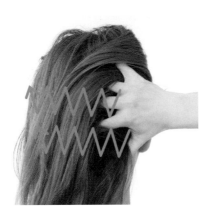

枕下肌群释压按摩手法

交扣按摩法

将发际线边缘处僵硬的肌肉用双手交扣夹住，进行释压按摩。按摩后，您会感到头部与面部的水肿瞬间不见，清爽至极。

重点!

把两侧的肌肉挤向中间

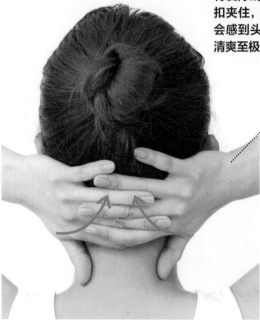

重点!

嘴巴轻轻张开，并保持放松状态

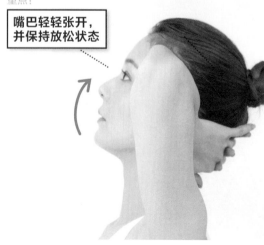

双手在头部后侧中间交扣，并将两侧肌肉向中间推压

双手交扣放置于颈部后侧，两根拇指顺势放在颈部，起到支撑作用。轻轻抬起头部，同时两手手掌根部施力，将两边肌肉向内侧压按，找到一种仿佛要将头部缩小的感觉。按摩 30 秒。

按摩
30秒

拇指按压法

本部分，我们将给对与眼睛的运动相关的肌肉以及与之相关联的枕下小肌群以刺激。利用头部自身的重量，哪怕您力量小，也可以轻松完成释压按摩，找回头部、面部和眼部的轻松感。

重点！

将头部放在手上，利用自身重量自然施压

"好的"

"不"

重点！

将拇指抵在后颈发际线位置

在每个位置都进行 **3**次 点头与摆头

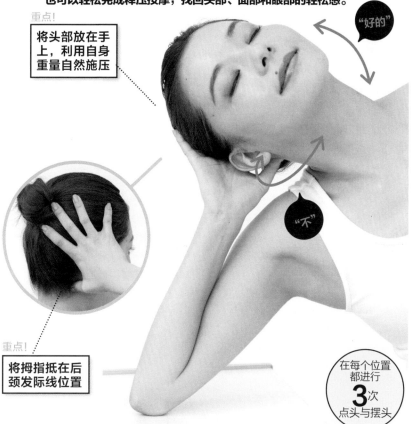

拇指抵住后颈发际线，然后小幅度摆动头部

手肘撑在桌面上，将拇指放在头部与颈部交界的位置，并将体重自然地压在手上，此时面部应朝向斜上方。小幅度地点头与摆头。在一个位置进行 3 次后，变换手支撑的位置，在下一个点位继续进行，整个颈后侧发际线全部都要按摩到。

眼部紧张会表现在这里
∨

侧头肌 释压按摩手法

侧头肌与眼部也是相关联的，因此也非常容易受到眼部疲劳的影响。再加上绑头发、戴帽子等物理压力，这里的肌肉更容易疲劳与僵硬。

 侧头肌释压按摩手法

"阿姆阿姆"法

本部分，我们将松解侧头肌的紧张，帮助肌肉找回弹力。这个手法眼尾的皱纹与松垂也会有不错的效果。

从后面看是这样的

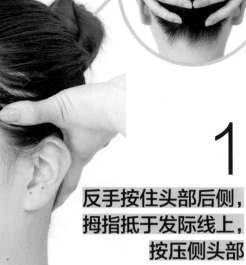

1

反手按住头部后侧，拇指抵于发际线上，按压侧头部

将拇指抵在两侧发际线上，余下四根手指反向放在头部后侧。如果您做这个动作时感觉吃力，可以先舒缓肩胛骨的压力后再进行。

2

将侧头部斜向上抬起，然后运动口腔

面向正前方，用拇指斜向上提拉侧头肌。大大地张开嘴巴，发出"啊"的声音，然后发出"姆"的声音。变换位置重复这个动作。每个位置进行 6 次。

在每个
位置进行
6次

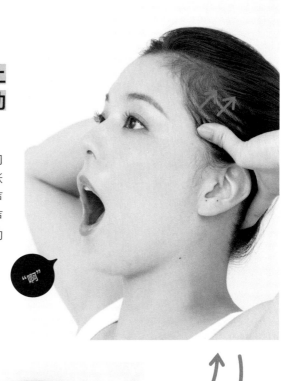

"啊"

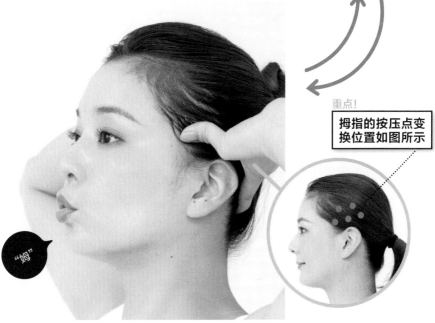

"姆"

重点！
拇指的按压点变换位置如图所示

调整耳周法

侧头肌的紧张与僵硬会导致面部骨骼突出，因此我们需要将骨骼位置还原，并舒缓肌肉的紧张感。

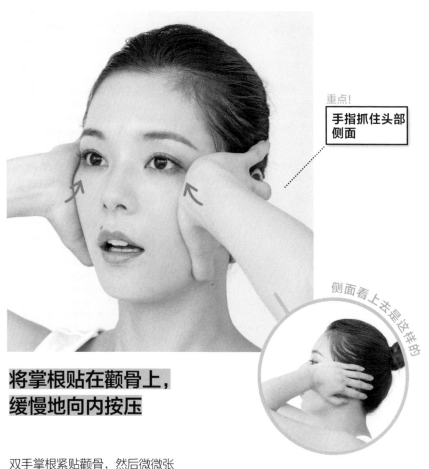

重点！

手指抓住头部侧面

侧面看上去是这样的

将掌根贴在颧骨上，缓慢地向内按压

双手掌根紧贴颧骨，然后微微张开嘴巴，双手向内侧轻轻按压突出的颧骨，找到仿佛要把它们按进去一般的感觉。按摩 3 次，每次 10 秒。

按摩 **3** 次，每次10秒

侧头肌释压按摩手法

磨搓头皮法

这个手法比较简单，从耳朵上方的位置开始，朝向头顶，以向上的力道磨搓头皮，舒适的力度带来的刺激有很好的放松效果。

重点！

一直揉搓至头顶的位置

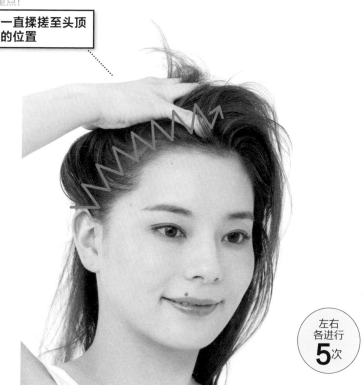

左右
各进行
5次

从耳朵开始，横向夹着头皮向头顶搓按

手呈半圆形，指腹插入头发中，按在头皮上。以耳朵上方为起点，向头顶正中心方向，一边搓揉头皮一边移动。反方向同理。左右各进行5次。注意不要用指甲，而要指腹用力。

非常容易表现出大脑疲惫的

帽状筋膜同样需要释压按摩

日常思考事情比较多的人头顶容易有结节与僵硬产生，因为大脑与眼部的疲劳很容易传递到头顶。因此，我们也需要对头顶进行舒缓。

 帽状筋膜释压按摩手法

筋膜舒展法

帽状筋膜一如其名，是一层"膜"。请想象从头盖骨将这层膜抓起来的感觉，用指腹进行按摩。

重点！

用指腹小幅度地进行搓按

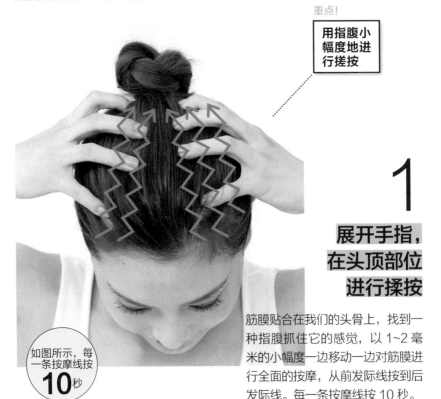

1

展开手指，在头顶部位进行揉按

筋膜贴合在我们的头骨上，找到一种指腹抓住它的感觉，以 1~2 毫米的小幅度一边移动一边对筋膜进行全面的按摩，从前发际线按到后发际线。每一条按摩线按 10 秒。

如图所示，每一条按摩线按 **10**秒

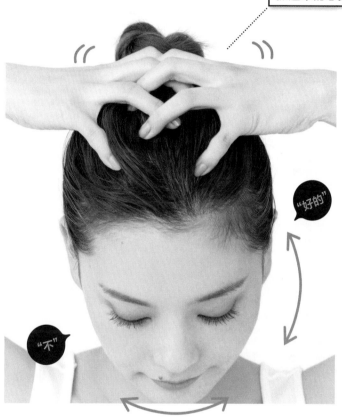

重点！

找到仿佛要将头皮抓起来的感觉

"好的"

"不"

2 双手抓住头皮向上用力按摩，给予头皮刺激

每个位置按摩 **10** 次

双手在头顶交叉，抓住头皮向上用力，就像抓住球似的感觉，捏起筋膜向中间方向按压，同时一边轻轻点头，然后轻轻摆头。然后变换三处位置，以同样的方式进行按摩。每个位置按摩 10 次。注意不要用指甲，而要用指腹用力。

加上 **淋巴按摩** 才完美

在耳朵与颈部周围有淋巴经过，加速此处淋巴循环的话，浮肿和疲劳感就能一扫而空。本部分为大家介绍的是随时都可以进行的简单动作。

从发际线开始，经过耳朵后方，最后按摩至锁骨位置

轻轻地打开手指，放在鬓角附近的发际线位置。双手像抚摸头皮一样向耳朵后方移动，经过颈部两侧，最终停留点位为锁骨。按摩5次。此按摩手法即便是在工作间隙也可进行。

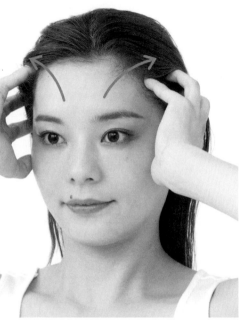

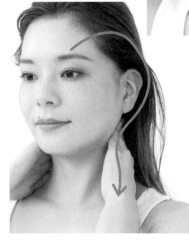

按摩**5**次

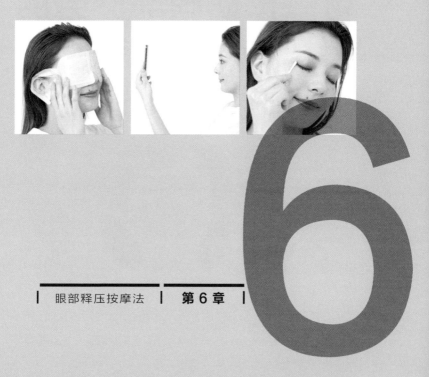

保护眼睛的村木式良好

用眼习惯

为大家介绍
可以预防眼部疲劳的
一点小心得

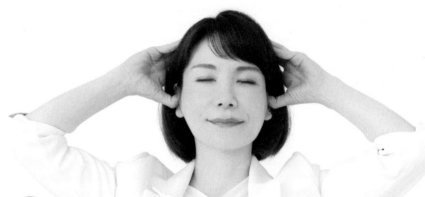

我们在日常生活中一直在用眼，所以眼睛是很难得到休息的。当我们专注的时候，眼部还会不自觉地用力，甚至有时都会忘记眨眼睛。实际上，恢复眼睛疲劳的最好办法便是每隔一段时间便让眼睛休息一下，同时，也要注意不要让眼睛过度劳累，保持良好的生活习惯也非常重要，毕竟一旦眼部疲劳积累起来，想要消除这些压力将会耗时更久。

在这里，我为大家介绍我的生活习惯，大家如果参考照做的话，那么相信也会如我一样养成眼部不易疲劳的体质。而正是因为眼睛是最暴露年龄的部位，所以希望我们都能善待它们，让双眼永葆活力。

心得 01

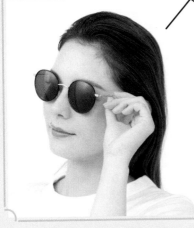

紫外线强烈的日子里，外出要戴上
太阳镜

紫外线会给双眼健康带来极大伤害。因为紫外线会导致肌肤老化，会导致黑色素增加、肌肤暗沉，更是助长皱纹的元凶之一，因此全年均需做好眼部防护。建议大家选择大号的防晒镜片。在春夏紫外线严重的季节，我日常出行还会携带遮阳伞。

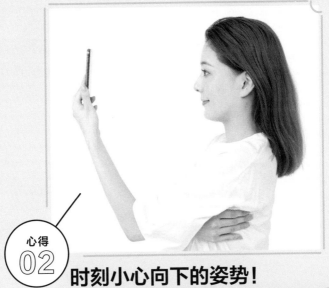

心得 02

时刻小心向下的姿势！
手机位置要与眼部同高

一旦形成驼背体态，那么肩部、颈部、头部都会产生僵硬与结节，不仅会导致眼部疲劳，更会加重面部松垂的程度。因此，要有意识地将屏幕与视线保持水平，尤其是在用手机的时候。

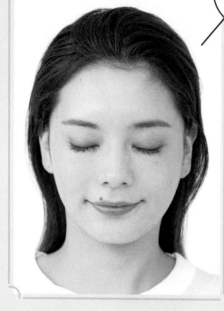

为了预防眼睛干涩
每一次眨眼都要认真、
充分地闭好眼睛

长时间盯着手机或计算机屏，我们眨眼的次数就会减少，这也是导致眼睛干涩的原因之一。其实只要我们养成好好眨眼的习惯，就可以舒缓眼睛干涩的感觉。每一次眨眼都要充分地闭上眼睛，刺激位于下眼睑的睑板腺分泌保护眼睛的油脂，从而避免眼睛干涩。

在室内，选择
对眼睛温和的照明设备

青白色调会产生眩晕感，因此会加重眼部的疲劳感。无论是卧室还是客厅，都建议大家选择暖色系灯光进行照明。同时也建议您在手机与计算机屏幕上贴上蓝光防护膜，并将屏幕的亮度适度调低，尽最大可能减小对眼睛的刺激。

心得 05

用蒸汽眼罩舒缓眼睛的紧张感

释放眼部压力还有一个非常直接的办法便是利用蒸汽眼罩，温度大约在 40 摄氏度，罩在眼睛上 5~10 分钟时间便效果显著，使用也非常方便。

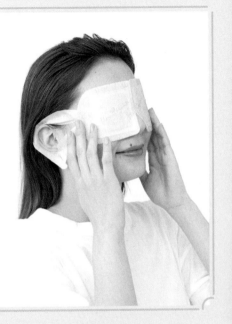

心得 06

无论在工作时还是做家务时，都容易低头，要有意识地向上抬头

我在沙龙工作时，总要看着手部的动作，因此面部与视线也是长期向下的状态。那么在休息的间歇，我便会有意识地将面部与视线向上，同时转动颈部、肩部以及眼部的肌肉，养成良好的行为习惯。

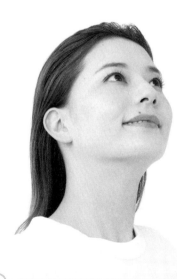

温热腹部
加速全身的血液循环

心得 07

我在睡觉前有热敷腹部的习惯，我会使用暖宝宝或暖水袋，加速全身的血液循环，这样，眼部周围的血液循环也会一并得到改善。

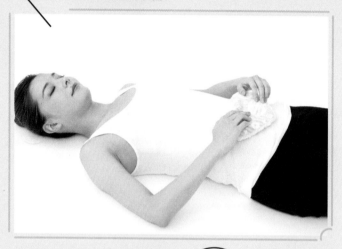

在睡觉前一个小时
关掉智能手机

心得 08

让眼部从疲劳状态恢复的最重要环节就是高质量的睡眠。而如果睡觉前眼睛受到蓝光刺激的话，那么睡眠就会变浅，因此建议最少也要在睡觉前一个小时关掉手机。

心得 09

对辛苦了一整天的眼睛
说"谢谢"再入睡

科学表明，人在睡觉前思考积极的事情，会分泌让人感到幸福的激素，帮助我们熟睡。所以我会在睡觉前，对为自己努力工作了一天的眼睛与身体说"谢谢你们"，表达感谢。

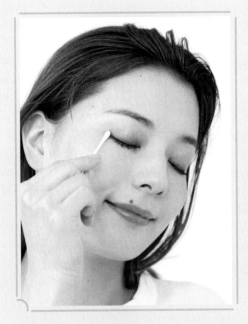

眼妆一定要连
眼睛边缘都彻底
卸除干净

如果睫毛膏或眼线残留在眼睑位置的话，容易导致睑板腺堵塞，所以首先要用眼部专用卸妆液浸湿化妆棉，轻轻地覆盖在眼部，停留几秒后进行眼部清洁。对于睫毛中间残留的眼妆，用棉棒蘸取眼部卸妆液，然后轻柔地擦拭干净。之后再进行面部整体的卸妆与洁面。

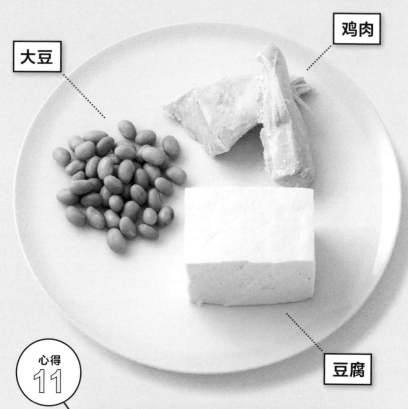

大豆

鸡肉

豆腐

心得
11

为身体选择多种多样的食物，尤其 注重摄取蛋白质，预防眼部 功能下降

人体肌肉不可欠缺的物质便是蛋白质，蛋白质不足容易导致血液循环不畅，因此与眼部疲劳也大有关联。所以我们要有意识地摄取鸡肉、大豆制品、鸡蛋这类蛋白质含量高的食物。比起只食用一种食物，从多种多样的食物中摄取植物蛋白与动物蛋白是更加健康的，当然我们也要避免摄入会导致自己过敏的食物。

积极摄入对眼睛健康有益的食物

心得
12

为了打造健康的身体，膳食营养均衡十分重要。我在这里为您列出可以预防眼部老化的营养元素。

维生素 E

维生素 E 具有促进血液循环、抗氧化的作用，可帮助我们预防眼部疲劳及干眼症。牛油果、坚果、南瓜、橄榄油、鳕鱼子等食材都富含维生素 E，多多食用，对抗衰也有一定的效果。

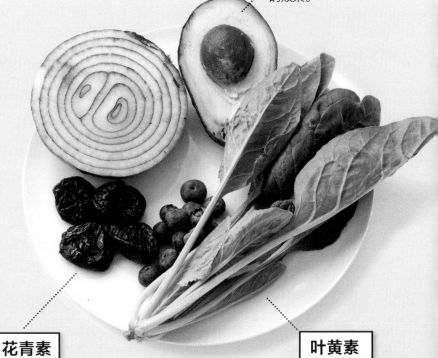

花青素

花青素是多酚的一种，能够促进血液循环、舒缓眼部的紧张。我们可以从蓝莓、加州梅、紫洋葱、黑豆等紫黑色的食物中摄取到丰富的花青素。

叶黄素

叶黄素是具有抗氧化作用的营养元素，同时可以帮助我们延缓眼睛老化。菠菜、上海青、甘蓝、花椰菜等黄绿色植物中，叶黄素的含量是比较高的。

写在后面

万分感谢您将本书阅读至最后。

想必在阅读的过程中，您也一定同步进行了村木式"眼部释压按摩法"的体验了，不知您感受如何呢？

在您尝试过耳道拉伸的按摩手法后，有没有感受到从颈部开始向上的那股暖流呢？相信您一定会感慨"万万没想到，眼睛的疲劳竟然还和耳朵有这么大的关系"吧！不仅仅是眼睛，肩部、颈部的疲劳，也都会给耳朵这个部位带来不良影响，这一定也是您此前未有认知的健康知识呢。在我们不知不觉间变得僵硬的部位，其实大可以通过耳道拉伸的按摩手法来进行改善呢，希望您也能养成拉伸耳道的好习惯——这不仅仅可以帮助我们的双眼找回清明，更可以让周身都感觉舒爽。

在日常生活中，智能手机与计算机等电子设备确实让我们的生活无比便利，但是我们的眼睛也因此更容易陷入疲劳的沼泽。仔细思考一下，我们现在在街头巷尾能看到神采奕奕的人越来越少了，往往是"明明是年轻人，但是眼部看上去很疲劳"或者是"这是没有休息好吗？眼周暗沉、松垂有点严重"的情况，着实是令人感慨，便利生活方式的副作用也是很大的。

眼睛可以说是面部五官中最能够体现出健康与否的器官了，也是最能暴露年纪的部位。所以我们无论年纪几何，都希望自己的眼睛是饱满的、明亮的——在每日生活、工作中，我们更需要让我们那双难得休息的双眼得到养护，村木式"眼部释压按摩法"便是利用休息间歇就可以轻松进行的养护方式了。但如果您感觉眼睛有痛感等异常感觉，请尽快就医，寻求专业医生的指导和帮助。

现在，让我们读完本书后就按照本书第 6 页至第 17 页介绍的手法与步骤来养护眼睛吧。但正如眼部的诸多问题非一朝一夕形成的，释放眼部压力也很难一蹴而就，尤其是眼部松垂与黑眼圈的问题，不仅仅需要我们戒掉不良习惯，更需要我们养成健康的用眼及养护习惯。希望我们都能拥有看不出年龄的健康双眸。

2021 年 10 月
村木宏衣